生物医学前沿

主　编　肖俊杰　王利新　贝毅桦

副主编　邱　艳　王天慧　李　进

U0257605

上海大学出版社

·上海·

图书在版编目(CIP)数据

生物医学前沿 / 肖俊杰，王利新，贝毅桦主编 ；邱艳，王天慧，李进副主编. -- 上海 ：上海大学出版社，2024. 12. -- ISBN 978 - 7 - 5671 - 5115 - 4

Ⅰ. R318

中国国家版本馆 CIP 数据核字第 202512N3V0 号

责任编辑　盛国喾
封面设计　倪天辰
技术编辑　金　鑫　钱宇坤

生物医学前沿

肖俊杰　王利新　贝毅桦　主编
邱　艳　王天慧　李　进　副主编
上海大学出版社出版发行
(上海市上大路 99 号　邮政编码 200444)
(https://www.shupress.cn　发行热线 021 - 66135112)
出版人　余　洋
*
南京展望文化发展有限公司排版
句容市排印厂印刷　各地新华书店经销
开本 710mm×1000mm　1/16　印张 16.5　字数 184 千字
2024 年 12 月第 1 版　2024 年 12 月第 1 次印刷
ISBN 978 - 7 - 5671 - 5115 - 4/R·85　定价　88.00 元

《生物医学前沿》

主　编

肖俊杰　王利新　贝毅桦

副主编

邱　艳　王天慧　李　进

编　委

（排名不分先后）

陈雪瑞　高　娟　姜继宗　刘　畅

王红云　王丽君　谢玉玲　杨婷婷

张　潇　钟　丹　周秋莲　朱玉娇

序

在人类历史的漫长河流中,追求健康的步伐从未止息。从远古时代的草药疗法,到疫苗和抗生素的发明与应用,直至现代先进的基因疗法、嵌合抗原受体T细胞疗法(CAR-T)等,医学的进步不仅是科学技术飞跃的象征,也是人类文明进步的印记。如今,医学治疗的手段正逐步从传统的药物和手术治疗演变为细胞疗法和基因疗法。同时,医学的关注焦点也从治疗已发疾病转向预防未病。

医学的不断进步和创新,离不开基础研究的坚实支撑。基础研究不仅增进了我们对生命现象和疾病机制的理解,而且为开发新的治疗方法、优化疾病管理和提升人类的整体健康水平提供了关键动力。以CAR-T疗法为例,这是一种革命性的免疫治疗策略,它通过改造患者自身的T细胞来攻击癌细胞。该疗法的发展是多学科协作的成果,涉及免疫学、分子生物学、遗传学、临床医生和生物工程等众多领域。对免疫系统的深刻理解构成了实现CAR-T疗法的根基。基础研究揭示了T细胞在免疫响应中的核心作用,并为其治疗应用提供了理论基础。分子生物学的进步使科学家得以识别并理解肿瘤细胞表面的特定抗原,这是设计CAR-T疗法中嵌合抗原受体的关键前提。基因编辑技术,如CRISPR-Cas9技术,为T细胞的改造提供了可能。借助这些技术,科学家可以将特异的受体基因嵌入T细胞,使之能够准确识别并消灭癌细胞。对 T 细胞生物学的深入探索,包括其活化、扩增和持久性等方面,使得科学家能够在实验室中高效地培养和扩增用于 CAR－T 疗法的 T 细胞。此外,临床试验研究对于评估 CAR－T 疗法的安全性、疗效以及潜在副作用至关重要。这些研究实现了治疗方法的优化并确保了患者的安全,同时也推动了这一领域向更广泛的应用前景迈进。

随着科学技术的不断进步,生物医学将继续为人类的健康和发展作出更大的贡献。作为一个跨学科的领域,生物医学的进步深受其他学科影响,包括遗传学、分子生物学、细胞生物学和化学等。遗传学、分子生物学和细胞生物学的进步为疾病的分子机制提供了深入的见解。工程学与生物医学的交叉促进了医疗设备和系统的发展,如人工器官、生物兼容材料等。化学与生物学的发展则有效促进了药物研发的进步,通过解析药物与生物分子的相互作用,来开发更有效的治疗方案。这些学科的融合为医学带来了全面的发展。

《生物医学前沿》的编写,立足于编写团队多年的研究基础,深入探讨了生物医学的基础知识和前沿研究。全书分为生物药物、病理性心肌肥厚的分子机制与治疗新策略、血小板与心血管疾病、细胞外囊泡与心血管健康、mRNA 疗法、肠道共生菌与心血管健康、生殖医学与健康、生物材料与医学应用、运动生理和心肌保护、大气污染与人体健康十章。这些章节不仅覆盖了生物医学的传统研究领域,也包括了如纳米医学和大气污染对人体健康的影响等新兴学科交叉研究方向,充分展现了生物医学领域的前沿研究。

该教材的主编肖俊杰教授是上海大学生命科学学院执行院长,国家自然科学基金杰出青年基金获得者,教育部青年长江学者,上海市曙光学者,上海市课程思政教学名师,宝钢优秀教师奖获得者。该教材的共同主编王利新教授是复旦大学附属中山医院副院长,上海市东方英才拔尖计划项目、上海市杰出青年医学基金与上海市人才发展基金获得者,上海市卫健委优秀学科带头人,并获上海市五一劳动奖章、"国之名医·青年新锐"等荣誉。该教材的共同主编贝毅桦教授是上海市东方学者特聘教授,上海市启明星获得者。该教材在内容的组织上采用了专题化的编写方式,每个章节都由在该领域有多年研究背景的优秀教师撰写,包含了主编和编委团队多年的科研积累和对相关研究领域的思考。希望这本教材不仅能够为同学们传授知识和技能,也能够启迪同学们的智慧,培养同学们的品德,帮助同学们成为既有专业素养又有高尚情操的生物医学领域的未来之星。

艾 玎

2024 年 12 月

目 录

生
物
医
学
前
沿

第二章 病理性心肌肥厚的分子机制与治疗新策略 / 033

第一章
生物药物

姜继宗　周秋莲

本章学习目标

1. 掌握生物药物与生物技术的概念；

2. 了解生物药物的特点；

3. 掌握生物药物的分类及其应用；

4. 了解已上市的代表性生物药物及其适应证；

5. 了解现代生物制药技术发展概况。

    生物药物的发展与生物技术的革新密切相关。随着人们对生命科学的不断探索和深入了解，生物技术得以不断突破，生物药物也不断推陈出新并快速发展。生物药物是于微生物、动物、植物等自然界已有的生物体中提取的或以人工合成具有相同成分的用于预防、治疗、诊断的药品。早在公元前6000年，古巴比伦人就利用发酵技术酿制了啤酒。我国在周朝就记载了通过自然发酵制备醋。在东汉时期的《神农本草经》中也记载了使用海藻治疗甲状腺疾病的事例。在 20 世纪 70 年代,以重组人源胰岛素和干扰素为代表的基因工程技术与杂交瘤技术崭露头角。在 20 世纪 80 年代至 90 年代,生物制药开启了加速模式。单克隆抗体、α-干扰素、乙肝疫苗等相继上市。而到了 21 世纪,随着人类基因组的工作草图被公布,代表了人类从基因层面上的探索初步成功,为后续基因药物的研发奠定了基础。随后,越来越多的新技术被用于生物制药领域,生物药物的发展迎来了繁荣时代。

一、生物药物概述

1. 生物药物的发展背景

生物药物是当今生命科学研究领域的热点之一。自 20 世纪 70 年代以来,生物药物经历了从实验室走向临床应用的快速发展阶段。在生物药物领域中取得了诸多突破性成果,如利用 CRISPR－Cas9 基因编辑技术开发的基因工程药物、利用 PD－1/PD－L1 抑制剂开展的免疫检查点抑制剂研发、利用 CAR－T 进行免疫细胞治疗。目前,全球已有超过 4 000 余家生物技术公司,且有超过 2 000 种生物药物正在被研发。随着全球人口老龄化的加剧,人们对医疗和药物的需求不断增加,部分生物药物已经开始取代传统的化学药物,在制药产业中所占的市场份额也逐年增多。相较于发达国家,我国生物药物的发展仍处于发展初期,尽管一些生物仿制药已经在国内获批上市,但对于一些具有较高技术壁垒的创新生物技术和新型药物与发达国家仍存在较大差距。根据"十四五"规划,中国将重点强化战略科技力量,聚焦生物医药等重大创新领域,加大科技前沿领域的攻关力度。未来我国生物医药市场规模将进一步扩大。推进生物制药的技术发展和科技创新,能使我们更深入地探索人类生命的奥秘。

2. 生物药物的概念

生物药物,也称为生物技术药物或者生物制品,指综合利用微生物学、化学、生物化学、生物技术、药学等科学的原理和方法,由生物体、生物组织、细胞、器官、体液中提取的或以人工方式制造的一类用于预防、治疗和诊断的制品。生物技术(biotechnology)亦称生物工程,是指应用生物体(包括微生物、植物细胞、动物细胞)或其组成部分(细胞器和酶),在最适条件下,生产有价值的产物或进行有益过程的技术。现代生物技术主要包括基因工程、细胞工程、抗体工程、酶工程,此外还有发酵工程(微生物工程)与生化工程。采用DNA重组技术或其他生物新技术研制的蛋白质或核酸类药物也属于生物药物范畴。区别于全合成药物,生物药物通常是由糖、蛋白质、核酸或活体细胞及组织组成的复杂体系,包括各种疫苗、血液制品、活体细胞或组织、重组蛋白质、基因药物等。生物药物及其前体或成分可以从微生物、真菌、动物、植物及人体中分离出来,并用于人类医学和动物医学。

二、生物药物的特点

1. 分子量较大,结构复杂

生物药物绝大多数是生物大分子内源性物质,一些单克隆抗体的分子量可达到 150 kDa。若进一步与修饰分子偶联,将进一步增加分子量。区别于小分子化学药物,生物药物大多为蛋白质或多肽,因此其结构更为复杂。除了组成氨基酸的一级结构,还有蛋白质的二级、三级或更高级的结构。而一些单体分子互相还可组成同源或异源二聚体或多聚体。此外,氨基酸经过糖基化、磷酸化修饰或序列的改变,都可影响其生物活性和稳定性。改变生物药物的来源及生产体系,如宿主细胞、培养条件、分离纯化方法也会影响产物的结构和性质。因此,对于生物大分子而言,综合运用现代分析方法,尽可能地保证获得的生物药物的结构、稳定性及生物活性是至关重要的。

2. 易引发免疫原性

由于蛋白质、多肽类物质是完全抗原,通常会引发免疫原性,刺激机体的免疫应答。当生物药物进入人体后,会产生特异性的中和抗体或非中和抗体。免疫原性受多种因素影响,如种属来源差异、翻译后修饰、序列突变等。当机体产生免疫原性时,药物的活性可能被减弱甚至丧失,而机体也会发生严重的过敏反应,从而加重疾病。例如,鼠源性抗体会诱发人体产生人抗鼠抗体,巨核细胞来源的生长因子可诱发抗体中和内源的血小板生成素,导致血小板减少。因此,应严格遵守药物的免疫原性检测的指导原则,避免药物引发的免疫原性。

3. 安全性高

小剂量的生物药物具有较高的药理活性,毒副作用少且安全性好。

4. 稳定性较差

生物药物的稳定性通常较差,不耐酸碱,在体内多种酶的作用下极易失活。此外,由于其分子量较大,生物药物通常以多聚体形式存在,难以通过胃肠黏膜的上皮细胞层,导致其口服给药形式的吸收率低,疗效差。因此,生物药物通常采用注射形式给药,该方式对需长期给药患者的依从性产生影响。

5. 半衰期短

生物药物在体内的半衰期很短,在血液中很快会被代谢清除,从而影响其生物学效应。因此,延长生物药物的作用时间,是增加其药理活性的方法之一,如对蛋白质进行聚乙二醇(PEG)修饰。PEG 是一种高亲水性的合成聚合物。PEG 修饰蛋白质分子,会影响蛋白质的空间结构,导致蛋白质的各种生物化学性质的改变,如化学稳定性增加、抵抗蛋白酶水解的能力提高、免疫原性和毒性降低或消失,血浆清除率降低等。因此,PEG 被广泛用于延长蛋白质药物的体内循环时间、增加治疗分子的水溶性,是降低生物药物的免疫原性以及改变其药代动力学特性的有效手段。

三、生物药物的分类

生物药物可按生理作用、性质、用途、来源等方式进行分类,常见的生物药物主要有以下几类。

1. 蛋白质药物

通过基因重组技术,利用蛋白表达系统可获得具有一定功能和活性的蛋白质,即重组蛋白。机体中的功能蛋白缺失将导致各种疾病,而重组蛋白药物可以弥补这种缺失。重组蛋白具有针对性强、毒副作用小、生物活性大等优点。常见的重组蛋白有多肽类激素、细胞因子、造血因子、重组酶等。

胰岛素是一种用于降低人体血糖的典型蛋白质药物(蛋白质激素)。通过重组技术生产的胰岛素主要有两种体系表达,分别是大肠埃希菌表达系统和酵母表达系统。大肠埃希菌表达系统主要是通过分离纯化胰岛素原的 mRNA 反转录获得其互补 DNA(cDNA)。在该 cDNA 的 $5'$ 端增加 ATG 起始密码子后与 β-半乳糖苷酶编码的基因连接。利用该体系构成的重组质粒在大肠埃希菌中构建工程菌种,再经过发酵、分离纯化等技术得到胰岛素原融合蛋白。酵母菌表达体系获得胰岛素的途径是利用重组酵母细胞获得具有胰岛素正确空间构象和二硫键的蛋白质。在酵母菌表达体系中合成的胰岛素原,转录后修饰后具有正确二硫键的胰岛素原。这种微小胰岛素原可被分泌至胞外,只需收集培养基即可获得,经分离加工后可获得胰岛素成品。

除此之外,通过人工合成类胰岛素结构,可得到与胰岛素结构、生物活性及功能相似的新型胰岛素产品,如通过基因工程合成的第三代胰岛素类似物。该类似物不仅有胰岛素相似的生理功能,并且其免疫原性更低、安全性更高。

除胰岛素外,生长激素可用于治疗内源性儿童生长缓慢,其通过基因重组大肠杆菌体系分泌型表达技术可得到重组生长激素；重组人促卵泡成熟激素也可用于女性排卵的辅助治疗。

此外，多种细胞因子也可作为治疗药物。细胞因子主要由细胞（包括免疫细胞和非免疫细胞）在适当的条件刺激产生的具有生物活性的小分子蛋白质或多肽。常见的细胞因子主要包括：

（1）白细胞介素（interleukin，IL）

白细胞介素因其被发现产生于白细胞中并作用于白细胞之间而得名。后续的研究表明，白细胞介素是一种可由多种细胞产生，并作用于细胞间的细胞因子。

（2）干扰素（interferon，IFN）

干扰素是动物细胞在受到病毒感染后分泌的蛋白质，是一类促炎因子。除了在免疫应答和免疫调解中具有重要作用外，干扰素还具有干扰病毒复制的能力。干扰素分为Ⅰ型（7 种，如 IFN - α、IFN - β 等）和Ⅱ型（IFN - γ）。

（3）肿瘤坏死因子（tumor necrosis factor，TNF）

肿瘤坏死因子主要由免疫细胞如巨噬细胞、自然杀伤细胞（NK 细胞）和 T 细胞活化产生。研究发现，TNF 可直接杀伤肿瘤细胞，具有抗肿瘤、抗细菌、参与免疫调节等功能。其家族成员约有 30 个，如 TNF - α 和 TNF - β。

（4）集落刺激因子（colony stimulating factor，CSF）

可刺激造血干细胞形成某一谱系细胞集落，包括巨噬细胞 CSF、粒细胞 CSF、巨噬细胞/粒细胞 CSF 等。重组人粒细胞巨噬细胞集落刺激因子（rhGM - CSF）可通过大肠埃希菌的表达体系产生，其生产流程是以原发性纤毛运动障碍（primary ciliary dyskinesia，PCD）作为载体首先构建 cDNA 文库,然后克隆出人的粒细胞-巨噬细胞集落刺激因子(GM－CSF)的 cDNA 后再设计相应的聚合酶链式反应(PCR)引物,得到的工程化大肠埃希菌体系即可生产 rhGM－CSF。

（5）生长因子(growth factor，GF)

生长因子是一类调节生物正常生长代谢所必需的物质,在不同类型细胞生长和分化中起重要作用。这类因子可选择性地与相应的细胞膜受体结合形成不同的生长因子,如转化生长因子(transforming growth factor-β，TGF－β)、表皮生长因子(epidermal growth factor，EGF)、血管内皮细胞生长因子(vascular endothelial growth factor，VEGF)、成纤维细胞生长因子(fibroblast growth factor，FGF)等。除了肽激素,皮质醇和甲状腺素也可作为生长因子。

（6）趋化性细胞因子(chemokine)

趋化性细胞因子是由细胞分泌的对不同靶细胞具有趋化效应的小细胞因子或信号蛋白。该小细胞因子超家族包括 60 多个成员的蛋白质家族。大部分成员含 4 个保守的半胱氨酸(cysteine，C)。根据其 N 端半胱氨酸的排列方式,趋化性细胞因子可分为 CXC、CC、C、CX3C 四个亚族,其在免疫介导、血管生成等方面起重要作用。

2. 单克隆抗体

单克隆抗体(monoclonal antibody，McAb)是特定识别单一抗原表位的 B 细胞克隆所分泌的一种免疫球蛋白,可直接与靶点结合发挥保护作用,具有特异性强、灵敏度高、用药量少、副作用小等优点,主要用于肿瘤、自身免疫性疾病、器官移植排斥、病毒感染等的治疗。单克隆抗体的制备流程是通过制备相应抗原和免疫动物获取 B 细胞,并将其与骨髓瘤细胞融合获得杂交瘤细胞。通过筛选优化得到具有单克隆抗体的杂交瘤细胞后,对阳性细胞进行克隆和纯化。最后通过体外大规模培养或动物体内培养该阳性细胞株以产生单克隆抗体。该制备过程主要是基于骨髓瘤细胞和 B 细胞的融合技术,通常采用聚乙二醇进行细胞融合。

3. 血液制品

血液由血浆、红细胞、白细胞和血小板等组成,这些成分也被称为血液制品。以健康人血液为原料,通过生物技术可分离和制备各种包含人血浆蛋白制品,如免疫球蛋白、凝血因子。其中,人血白蛋白应用于治疗创伤性出血休克,各种病理状态引起的低蛋白血症;人血球蛋白可用于免疫球蛋白缺乏症、自身免疫性疾病及各类感染性疾病的防治;凝血因子主要用来治疗各种凝血障碍类疾病,也常用于手术过程中的凝血与止血等。

4. 疫苗

疫苗是一种低毒或灭活的病原体制成的生物制品,主要类型有灭活疫苗、减毒活疫苗、亚单位疫苗等。

灭活疫苗是首先使用一些化学制剂或者加热的方法,将细菌、病毒等病原微生物进行灭活制备的毒性丧失的疫苗类型。这种类型的疫苗通常安全性更高,但接种频率也较高,受试者通常需要多次接种,常见的灭活疫苗有狂犬疫苗、流感疫苗等。

减毒活疫苗是具有一定活力的病原体,通过各种方法将其毒性降低而产生的疫苗。该类型疫苗的免疫效果更好，但因毒性未丧失，其安全性低于灭活疫苗，常见的减毒疫苗有麻疹疫苗、结核病疫苗等。

亚单位疫苗是一种提取细菌或病毒等病原微生物的特殊蛋白质结构，人工筛选其保持免疫活性的片段而制成的疫苗。该类型疫苗的免疫作用较强、稳定性高，但一般不针对激活细胞免疫和黏膜免疫。常见的亚单位疫苗有破伤风疫苗、白喉疫苗等。

新型疫苗载体，如脂质纳米颗粒，是在体内递送核酸疫苗方面被广泛研究的非病毒载体之一。脂质纳米颗粒是基于脂质材料的纳米大小的药物载体，可用于将 mRNA 输送到细胞。除了在系统循环中保护 mRNA 不受 RNA 酶的影响外，这些纳米载体可以通过与早期内涵体的脂质双分子层融合而有效地在细胞内递送 mRNA。

5．基因药物

基因药物是指用具有遗传效应的 DNA 或 RNA 片段产生治疗作用的一类药物。通过基因药物进行治疗，首先要获取合适的靶基因，筛选适当的载体将目的基因导入到靶组织或者靶细胞，从而进一步克服各种体内外屏障以进入到靶标发挥作用。基因药物可以将外源基因导入靶细胞、靶组织，用于替代、补偿、阻断、修复目的基因，以达到治疗和预防疾病的目的。基因药物是全球药物研发热点之一，在治疗遗传病、恶性肿瘤及预防传染病等方面具有极大潜力。基因药物主要有 DNA 药物与 RNA 药物。DNA 药物主要有基于病毒载体的体内基因治疗药物、体外基因治疗药物、裸质粒药物等。RNA 药物主要有反义寡核苷酸药物、干扰小 RNA(siRNA)药物和 mRNA 基因治疗等。

（1）病毒载体基因药物

基因突变可能会导致一些功能性蛋白质表达紊乱，通过病毒载体可以把表达正常功能蛋白质的基因运送至患者体内。正常的基因在患者细胞内可稳定表达正常的功能性蛋白质，从而治疗基因突变导致的各种疾病。现阶段的病毒载体包括慢病毒（lentivirus）、腺病毒（adenovirus）、腺相关病毒（adeno-associated virus，AAV）、疱疹病毒（herpes virus）等。其中，AAV 是最常用的基因治疗的载体。该病毒载体的安全性高、宿主细胞范围广、免疫源性低，可在体内长时间表达外源性基因。

于 2003 年在中国获批上市的重组人 $p53$ 腺病毒注射液 Gendicine 是我国具有自主知识产权的腺病毒载体基因治疗药物。Gendicine 采用了一种重新设计的重组复制缺陷型人 5 型腺病毒作为载体，以正常人肿瘤抑制基因 $p53$ 作为主要治疗药物，通过腺病毒载体携带 $p53$ 进入靶细胞内，在靶细胞内表达肿瘤抑制基因 $p53$。该基因药物可上调多种抗癌基因和下调多种癌基因活性，从而起到抗肿瘤作用。

Luxturna 是由 AAV 载体和 $RPE65$ 基因组成的一种基因治疗药物，于 2017 年获美国食品药品监督管理局（FDA）批准上市，之后于 2018 年在欧洲获批上市。该药通过视网膜下注射将正常 $RPE65$ 基因的功能性拷贝导入 $RPE65$ 缺陷患者的视网膜细胞，使细胞表达正常的 RPE65 蛋白从而改善患者视力。

Glybera 也是一种基于 AAV 载体的基因治疗药物，用于治疗一种罕见的遗传性脂肪代谢紊乱病——脂蛋白酶缺乏症。Glybera 通过 AAV 载体将治疗基因 *LPL* 转导入肌细胞，从而使相应的细胞能够产生一定数量的脂蛋白脂酶以改善疾病。该药仅一次给药即可产生长久药效。Glybera 于 2012 年在欧洲获批上市，但因价格过高，平均一次治疗就要花费约 100 万美元，并且针对的疾病比较罕见，因此已于 2017 年退市。

（2）反义寡核苷酸（antisense oligonucleotide，ASO）药物

反义核酸是一段与靶基因的某段序列互补的天然存在或人工合成的核苷酸序列，一般含有 12—28 个核酸单链。其本质是根据核酸杂交原理设计并以选择性抑制特定基因表达为目的的一类技术，亦称为反义基因技术。ASO 包括核糖核酸酶 H（RNase H）依赖型与非核糖核酸酶 H（RNase H）依赖型（空间位阻型）两种机制。RNase H1 可选择性识别并切断杂交到 DNA 链上的 RNA 的磷酸二酯键。其作为一种核糖核酸内切酶，被用于特异性降解 RNA‐DNA 杂交链中的 RNA 链，对靶基因的表达特异性地沉默。Gapmer 模式是典型的 RNase H 依赖型 ASO 药物作用方式，该模式中 RNA 的侧翼区域将 DNA 的中央包围，ASO 中 DNA 序列与靶序列结合后，通过 RNase H 介导 RNA 的降解。RNase H 在细胞核和胞质中均存在，因此 ASO 药物可直接作用于细胞核内转录本，调控未成熟的前信使 RNA（pre‐mRNA）和长链非编码 RNA（lncRNA），从而间接调控蛋白的合成。非 RNase H 依赖型的 ASO 药物是通过与转录本中的特定序列结合，形成空间位阻，进而阻止或干扰 pre‐mRNA、microRNA、mRNA 发挥特定功能和蛋白翻译。Fomivirsen 是美国于 1998 年批准上市的第一种反义寡核苷酸类药物。Fomivirsen 可与巨细胞病毒

的 mRNA 特异性结合，然后招募 RNase H 并水解靶 mRNA。巨细胞病毒的 IE2 蛋白质合成被阻碍，进而抑制该病毒的复制及增殖。Fomivirsen 主要用于治疗艾滋病患者并发的巨细胞病毒性视网膜炎。Mipomersen 于 2013 年被美国批准用于治疗纯合子家族性高胆固醇血症。Mipomersen 是基于人类 apoB‑100 mRNA 为靶点开发的反义核酸药物，可靶向结合 apoB‑100 mRNA 并通过 RNase H 的作用进行水解。阻碍 apoB‑100 的合成可进一步降低胆固醇的含量，从而对纯合子家族性高胆固醇血症进行治疗。Inotersen 是首个靶向遗传性转甲状腺素蛋白淀粉样变性（hATTR）RNA 的反义核酸药物，主要用于治疗 hATTR 引起的多发性神经病。其作用机制仍是 RNase H 依赖机制，通过与甲状腺素转运蛋白（TTR）mRNA 结合而导致突变型和野生型 TTR mRNA 降解，从而抑制甲状腺素转运蛋白的产生。Fomivirsen、Mipomersen 和 Inotersen 均为典型的 RNase H 依赖型药物。此外，已上市的反义核酸药物还有治疗脊髓性肌萎缩的 Nusinersen、治疗杜氏肌营养不良的 Eteplirsen、治疗 53 外显子跳跃基因突变的杜氏肌营养不良症的 Golodirsen、作为家族性乳糜微粒血症综合征成年患者控制饮食之外的辅助药物的 Waylivra、用于 53 外显子突变的杜氏肌营养不良症的 Viltolarsen 及治疗 45 外显子跳跃基因突变的杜氏肌营养不良症的 Casimersen。

（3）RNA 干扰（RNA interference，RNAi）药物

RNAi 是指长链双 RNA 被剪切为 siRNA 后，与靶蛋白进行结合形成的 RNA 诱导的沉默复合物（RNA-induced silencing complex，RISC）。该复合体与互补的 mRNA 结合后，促进了靶基因 mRNA 的降解，导致基因表达的沉默。RNAi 技术可以构建一种以序列特异方

式剔除目的基因表达系统，充分利用 siRNA 或 siRNA 表达载体，是一种实现探索基因功能和疾病模型建立的重要研究方法。近年来，通过与生物信息学相结合构建的 siRNA 表达文库进一步提升了 RNAi 技术的高通量筛选效率，对研究疾病的信号通路、新药研发和新靶点挖掘提供了理论基础。在传染病和癌症领域中，RNAi 技术得到了快速的发展，如在对 HIV－1、乙型肝炎、丙型肝炎的研究中发现，siRNA 可在病毒感染的早期有效阻断针对病毒基因和宿主基因，干扰病毒的复制过程，从而抑制病毒复制。由于可以选择病毒基因组中与人类基因组无同源性的序列作为抑制序列，在抑制病毒复制时 RNAi 技术也能够尽可能地避免对其他组织的毒副作用。因此，RNAi 作为一种高效、安全的抗病毒治疗手段，对于多种传染病的防治具有重要意义。此外，RNAi 中的抑制序列可被设计锚定特定的位点，从而对有明确突变基因的肿瘤细胞进行针对性的干预，如对含有 *BCL / ABL* 或 *AML 1 / MTG 8* 融合基因的白血病细胞产生凋亡诱导作用；对 Bcl－2、survivin、EGFR、VEGF 进行 RNA 干扰，可有效抑制体内外的肿瘤细胞增殖；利用肿瘤特异性启动子（如 *hTERT* 启动子、*survivin* 启动子或组织特异性启动子等）可引导针对某些肿瘤基因或抗凋亡分子的 siRNA 或（短发夹 RNA）shRNA 表达。相较于反义核酸进行转录后的基因沉默，RNAi 可更高效地特异性抑制目的基因，不仅在设计上更简洁，还可根据病情采取个体化治疗策略。Oxlumo 是继 2018 年 Onpattro、2019 年 Givlaari 后，Alnylam 公司被批准上市的第三款 RNAi 药物。Onpattro 主要用于治疗成人周围神经受损的、遗传性转甲状腺素蛋白淀粉样变性病。Givlaari 主要用于治疗 12 岁及以上青少年和成人的急性肝卟啉症。

（4）核酸适配体药物（aptamer drug）

核酸适配体指人工合成的与靶分子有高亲和力和特异性的一段寡核苷酸序列。该序列既可以是 RNA，也可以是单链 DNA 或双链 DNA，长度一般为 15—60 个核苷酸。适配体药物通过其特异性的二级结构（如发夹结构、茎、环、G-四链体等）可以特异性识别并结合目标蛋白质和糖类物质。核酸适配体偶联药物与抗体结合物药物（antibody-drug conjugate，ADC）的原理相似，都是利用核酸或抗体对其特异性靶点的亲和力，在核酸或抗体偶联药物分子，作为药物靶向载体的一部分，对疾病进行靶向治疗。适配体药物由以下几种结合形式发挥作用：通过插层与适配体的二级结构进行非共价连接，适配体上加载的药物在识别靶标后选择性地释放；与药物递送相似，基于适配体的核酸递送最简单的策略是将治疗性核酸直接与适配体结合；构建可以加载核酸或药物的纳米颗粒，将相应的适配体与纳米颗粒结合，从而达到药物靶向递送的目的。AS1411 是一种富含鸟嘌呤的核酸适配体，有研究将其与抗肿瘤药物结合增强抗肿瘤活性。由于 AS1411 自身可抑制肿瘤细胞增殖，其可与脂质体、白蛋白纳米颗粒、金纳米颗粒、量子点结合，用于增强对肿瘤的诊断、治疗及药物的靶向递送。2004 年 12 月，美国批准了第一个基于适配体的治疗药物 Pegaptanib（Macugen）。该药物可靶向 VEGF 并用于治疗黄斑病变。2023 年 8 月，美国批准核酸适配体药物 Avacincaptad pegol（Izervay）上市并用于治疗黄斑病变引发的地图样萎缩症。

6. 生物合成药物

生物合成药物是指利用生物合成的方式生产具有立体选择性及

个性的药物,主要利用生物活性分子、各种生物酶为载体参与到合成中,以增强反应选择性和反应速率。该过程反应条件更温和,多以微生物参与的形式进行合成,如以大肠杆菌体内的各种酶为原料,仅需提供相应的培养液和合适的温度,即可合成生物药物。生物合成主要通过生物体的代谢来合成特定药物。该类药物可以是生物的初级、次级代谢产物,是现代发酵工程、基因工程的扩展。利用微生物合成药物的方法对环境污染较小,适用于大规模生产,是生物医学发展的一个重要方向。

7. 细胞治疗药物

活细胞疗法是近年来新兴的一种基于将人体自身或异体具有特定功能的细胞,采用特殊的体外处理方法,然后回输到人体内进行预防或治疗疾病的方法。体外处理方法包括细胞在体的传代、扩增及筛选。细胞治疗一词来源于 2011 年全国科学技术名词审定委员会,是一种材料科学技术名词。通常是指利用患者自体(或异体)的成体细胞(或干细胞)对组织、器官进行修复的治疗方法。细胞治疗及其药物的分类尚无明确的界定,可根据细胞种类的不同分为干细胞治疗、免疫细胞治疗和其他细胞治疗。

(1)干细胞治疗

干细胞具有强大的再生和修复能力,可分化为多种人体细胞、组织乃至器官。干细胞治疗就是利用这种特性,把健康的干细胞重新回输至患者体内,用以分化、替换和修复损伤细胞,从而达到治疗目的。干细胞治疗目前已广泛用于骨髓移植、恶性肿瘤、心肌梗死等重大疾病。干细胞治疗分为自体干细胞治疗和异体干细胞治疗。干细胞按分化潜能可分为全能干细胞、多能干细胞和单能干细胞。全能性干细胞是指来源于精细胞和卵细胞融合的具有完全分化与发育潜能的一类细胞，如受精卵。受精卵细胞在前期分裂过程中产生的细胞均具有全能干细胞特性，可以分化成任何细胞类型。而多能造血干细胞可分化为多种血细胞，至少有 12 种血细胞来源于多能造血干细胞。这类干细胞尽管具有分化出多种组织细胞的潜能，但缺少进一步发育成完整个体的潜力，如多能造血干细胞难以分出造血系统以外的其他细胞类型。单能干细胞也称专能或偏能干细胞。这类干细胞的特点是只向同一种或互相有关联的两种类型的细胞分化，如上皮组织基底层的干细胞、肌肉中的成肌细胞（卫星细胞）。干细胞按来源还可以分为胚胎干细胞和成体干细胞。胚胎干细胞是一类在早期胚胎或原始性腺中的细胞类型，它有许多重要的生物学特性，如无限扩增性。该类细胞在体外可以无限扩增，这种无限扩增的能力是胚胎干细胞的进行研究和应用的基础，能够为其后续的使用提供源源不断的细胞。胚胎干细胞也具有发育的全能性，无论是在体外还是体内，该类细胞都可在适当的诱导下分化成任何细胞类型。已有研究表明，胚胎干细胞可被分化为心肌细胞、造血干细胞、血管及内皮细胞、神经细胞、脂肪细胞、胰岛素细胞等。尽管胚胎干细胞是全能的，但也伴随着伦理问题和免疫排斥问题，而对胚胎干细胞的研究也一直存在着争议。成体干细胞是指存在于一种已经分化组织中的未分化细胞。成体干细胞具备自我更新并变成特异性细胞或组织的能力，在血液、组织和器官中均可获得至少 12 种血细胞。成体干细胞能够自我更新并且能够特化形成组织的细胞，如从骨髓和血液中分离组织干细胞、从人的胎盘等多种组织中获取各种干细胞。已经发现的成体干细胞主要有造血干细胞、骨髓间充质干细胞、神经干细胞、肝干细胞、成肌细胞、皮肤表皮干细胞、肠上皮干细胞、视网膜干细胞。成年个体组织中的成体干细胞通常处于休眠状态，只有在病理或外源性刺激的诱导下，才被激活表现出再生和修复的能力。造血干细胞可以治疗大部分血液系统恶性疾病，而对于淋巴瘤的患者或多发性骨髓瘤的患者，自体造血干细胞移植将会有效抑制肿瘤生长，显著延长患者生存期。

（2）免疫细胞治疗

免疫细胞治疗主要是利用自身免疫细胞的回输，用于增强杀伤血液或组织中的病原体、激活自身机体的免疫能力，从而抵抗感染性疾病。首先采集自身免疫细胞，经过在体外培养、改造，实现免疫细胞的扩增和功能性的增强。然后，将这些细胞输入回人身体内后，利用增强的免疫细胞打破免疫耐受、激活和增强机体的免疫功能，通过自身免疫的增强从而杀伤血液、组织中的病原体，为疾病的治疗和预防提供支撑。目前，免疫细胞治疗已经应用于恶性肿瘤领域，这些细胞不仅能够改善正常免疫细胞的功能低下问题，还可以增强宿主的抗肿瘤免疫功能，直接对抗肿瘤细胞，发挥抗肿瘤作用；通过替代、修补，可改善一些具有细胞毒性药物造成的机体免疫功能受损。免疫细胞治疗还可与临床中的放疗、化疗等方式结合，增强抗肿瘤作用，如淋巴因子激活的杀伤细胞（lymphokine-activated killer cell，LAK cell）是一种肿瘤杀伤性细胞，具有广谱的抗肿瘤作用。LAK 细胞是在外周血单核细胞或淋巴细胞中加入淋巴因子白介素-2（interleukin-2，IL‐2）后，通过 IL‐2 激活 3—5 天后进行扩增而获得。将 LAK 细胞联合 IL‐2 再回输进机体后将获得更好的效果，

LAK 细胞可持续被 IL-2 激活维持活性。在荷瘤小鼠模型中,LAK 细胞不仅可以直接杀伤肿瘤细胞,还可抑制转移灶形成。当抗 CD3 单抗与 IL-2 协同治疗时,LAK 细胞的数量和抗肿瘤作用被显著增强。自然杀伤细胞(NK 细胞)是机体先天性免疫的重要免疫细胞,与抗肿瘤、抗病毒和免疫调节相关。在进行癌症治疗时,可以与化疗和放疗联合使用,清除耐药的残余肿瘤细胞。由于是内源性细胞,NK 细胞还具有能够到达肿瘤组织深部的作用,避免了药物难以到达肿瘤内部而导致的治疗效果差等问题。近年来随着肿瘤干细胞的发现,人们对于癌症来源有了新的见解。肿瘤干细胞是肿瘤组织中具有自更新和多向分化潜能的细胞,可以无限制地进行自我复制。而国际上许多独立的研究团队都发现了 NK 细胞可杀伤多种肿瘤干细胞,如神经母细胞瘤、黑色素瘤、口腔鳞状细胞癌、大肠癌等的干细胞,并且这种杀伤作用比针对普通肿瘤细胞的效果更好。有研究发现这可能与肿瘤干细胞表面具有较多的 NK 细胞激活受体相应的配体和较低的 HLA-I 基因分子的表达量有关,其降低了对 NK 细胞活性的抑制,增加了 NK 细胞的识别,如 DNAM-1 和 NK p46 配体在神经母细胞瘤干细胞表面高表达,NK p30 和 NK p44 配体在大肠癌干细胞中高表达。肿瘤浸润淋巴细胞(tumor infiltrating lymphocyte,TIL)也可用于细胞治疗。TIL 是一群来源于肿瘤组织中的浸润淋巴细胞。该细胞群中可分离出具有肿瘤特异性的细胞毒性 T 淋巴细胞和 NK 细胞的异质细胞。TIL 在临床中表现出高效、特异、副作用小等优点,用于治疗皮肤、肾、肺、肝、卵巢部位的原发或继发肿瘤。TIL 的肿瘤杀伤活性较强,有研究显示,从患者体内的肿瘤组织中分离并体外扩增后得到的 TIL 的抗肿瘤活性较 LAK

细胞强 50—100 倍。嵌合抗原受体 T 细胞治疗（chimeric antigen receptor T cell therapy）又称 CAR－T 细胞免疫治疗，是近几年备受关注的抗肿瘤免疫细胞疗法之一。嵌合抗原受体 T 细胞（CAR－T 细胞）是通过提取患者体内的 T 细胞，利用基因工程等技术，将识别肿瘤相关抗原抗体的嵌合蛋白对 T 细胞进行修饰后形成的细胞。由于 CAR－T 细胞基于肿瘤特异性 T 细胞作为效应细胞，因此具有特异性杀伤肿瘤细胞的作用。以靶向 CD19 的 CAR－T（CAR－T 19）细胞治疗为例，其首先是将患者血中的 T 细胞分离，利用逆转录病毒载体把 CD19－CAR 分子高量稳定地在 T 细胞表达。过表达 CD19－CAR 的 T 细胞输回机体内后会特异性靶向 CD19，从而增强 T 淋巴细胞识别抗原信号与活化的功能，继而回输淋巴细胞以实现抗肿瘤、抗病毒或抗炎作用。CAR－T 细胞疗法已在血液恶性肿瘤的治疗中取得了显著的成功。已有研究显示，CAR－T 细胞疗法已经实现了 5 次技术迭代，相较于前几代，第五代通过基因编辑技术，构建了一种通用 CAR－T 细胞模型，具有无个体限制，可规模化生产与治疗等优点。

8. 细胞外囊泡

细胞外囊泡（extracellular vesicle）是一种由细胞分泌的具有双层脂膜结构的微小囊泡。越来越多的研究开始关注细胞外囊泡的生理作用。细胞外囊泡根据其大小可分为小细胞外囊泡（直径＜200 nm）和大细胞外囊泡（直径＞200 nm），或根据大小和生物发生途径的不同分为细胞外囊泡（直径：30—150 nm）、微囊泡（直径：100—1 000 nm）和凋亡小体（直径：100—5 000 nm）。细胞外囊泡的含量和功能与其来源细胞的类型和状态密切相关,其内容物主要包括蛋白质、microRNA(miRNA)、信使RNA(mRNA)、DNA、脂质(磷脂)和胆固醇等。细胞外囊泡可以通过多种途径释放到各种体液(如血液、尿液、唾液、精液、乳汁和脑脊液)中。细胞外囊泡已被发现参与了细胞间通讯,促进了细胞间生物信息和分子物质的交换。

不同细胞来源及在不同生理和病理条件下产生的细胞外囊泡功能各不相同。间充质干细胞的多向分化潜能及其造血功能、免疫调节和自我复制等特性不断受到研究者的关注,但也有研究表明,干细胞的许多功能可能与其释放有助于各种修复的旁分泌(paracrine)物质相关。干细胞来源的细胞外囊泡通过旁分泌作用靶向许多生物学途径。旁分泌假说为使用干细胞衍生的细胞外囊泡作为替代干细胞的无细胞治疗方法提供了证据。有研究表明,在心肌梗死、肢体缺血和慢性皮肤损伤的情况下,干细胞或祖细胞以及分化的体细胞来源的细胞外囊泡具有再生特性。间充质干细胞对心肌缺血/再灌注损伤的保护作用主要表现为减轻组织损伤或增强组织修复。心血管疾病是导致人类死亡的主要原因之一,而间充质干细胞来源的细胞外囊泡(exosome)作用于心脏和血管,可以发挥抗凋亡、抗炎、抗纤维化、抑制氧化应激、增强血管生成等多种作用,这与亲本细胞治疗的作用非常相似。细胞外囊泡已在癌症、心血管疾病、结核病和中枢神经系统等疾病的诊断和治疗中显示出良好的效果。肿瘤细胞来源的细胞外囊泡在肿瘤发生的分子机制、诊断和治疗中均发挥重要的作用。在肺癌、乳腺癌、肝癌等模型中,细胞外囊泡能促进肿瘤细胞的迁移及侵袭,增加肿瘤转移的风险。细胞外囊泡对肿瘤微环境、上皮间质转化和化疗药物的耐药性均有调节作用,进而促进肿瘤的发生与发展。细胞外囊泡的生物相容性好,具有更低的免疫原性,且几乎无毒性。其来源较广,可从体外进行亲本细胞的培养,从而收集培养基中的细胞外囊泡或从体液中直接提取细胞外囊泡。较小的纳米尺寸和柔韧性使它们能够跨越主要的生物屏障,如血脑屏障、胎盘屏障等,实现复杂系统部位的药物递送。

目前针对细胞外囊泡的热点研究方向是将细胞外囊泡作为一种载体实现药物或基因的靶向递送。细胞外囊泡作为载体兼备纳米技术和内源性物质递送的双重优势,细胞外囊泡已经作为基因、miRNA疫苗、mRNA疫苗、核酸等多种生物药物的载体。细胞外囊泡也可作为小分子化合物的递送载体,已有研究将具有抗炎作用的姜黄素、抗肿瘤作用的阿霉素(adriamycin)和紫杉醇(taxol)等装载到细胞外囊泡中用于相应疾病的治疗。同时,由于细胞外囊泡的生物结构易于被改造和修饰,基因工程、化学修饰(包括共价和非共价)、生物医用材料结合等方式已被用于修饰细胞外囊泡的膜表面或将其包载。改变细胞外囊泡的膜表面,可以实现细胞外囊泡对靶点的特异性识别,将治疗药物靶向递送到特定的细胞和组织。一般通过将靶向蛋白、抗体、糖基化分子或其他分子引入细胞外囊泡的膜表面来实现,如使用细胞外囊泡包载姜黄素负后,再与c(RGDyK)肽结合,使其能够通过静脉注射靶向缺血性脑损伤部位,而不受血脑屏障的限制。另一种修饰细胞外囊泡的方法是通过基因工程将编码融合蛋白和跨膜蛋白的基因引入亲本细胞。这些蛋白可以在细胞外囊泡的膜表面表达。由于溶酶体相关膜蛋白 2b(lysosome-associated membrane proteins 2b,Lamp 2b)具有一个 N 端胞外结构域和一个 C 端跨膜结构域的特殊结构,具有可修饰侧链的肽可以与存在于细胞外囊泡的膜表面上的 Lamp 2b 的 N 端胞外结构域融合,从而实现心脏靶向作用。此外,细胞外囊泡可以包封于多种生物医用材料中,从而改变其体内的药代动力学和生物利用度。如 PEG 可以嵌入细胞外囊泡的膜表面以防止其被单核巨噬细胞系统捕获,还可显著延长细胞外囊泡在体内循环时间,并改变细胞外囊泡的生物分布。总体来说,细胞外囊泡是一类安全而稳定的内源性纳米载体,无论是直接作为药物或是药物载体,其都具有极大的发展空间。

四、现代生物制药技术

1. 人工智能和计算机辅助药物设计技术

人工智能和计算机辅助药物设计技术将极大促进药物结构预测与前体药物设计的发展。利用人工智能和计算机辅助药物设计,将海量数据、数学建模、机器学习等工具与量子化学、分子力学、药物化学、生物化学和信息科学相结合,可快速实现药物设计、制造、测试及分析并得出最优方案。通过人工智能可迅速准确地预测受体生物分子与药物结合部位的结构与性质、药物与受体复合物的构型及理化特征、药物与受体的结合模式、选择性及特异性等。从药物靶点与作用机制出发,人工智能和计算机辅助药物设计能够更有效率地解析目前的生物活性物质结构并从中优化新的先导化合物,大幅度缩短新药研发周期。

2. 组合化学与高通量筛选技术

组合化学是近年来快速发展的一种合成大量化合物的新方法,

是将化学合成、组合理论、计算机辅助设计相结合的技术。组合化学最初被用于药物合成设计，继而拓展到有机小分子化合物的快速筛选。该技术可在同一反应器内实现高效平行的合成策略并同时制备出多种目标化合物和建立各类化合物库。高通量筛选是由数据处理软件和检测系统组成的快速筛选大量化合物的技术。高通量筛选缩短了获取大量化合物信息的时间，也可应用于药物的发现。将组合化学与高通量筛选联合可在短时间内合成多个目标化合物，进而获得这些化合物的性质和功能。在此过程中可使用高通量筛选来快速筛选目标化合物的类似物或同系物，也可结合使用多种生物检测技术来共同验证目标化合物的性质。

3. 重组 DNA 技术

重组 DNA 技术亦称基因工程。通过染色体分离得到纯化的 DNA 或直接人工合成 DNA，并将其与载体结合，构建重组 DNA。将重组 DNA 重新导入宿主细胞（哺乳动物细胞、细菌、真菌）后，筛选出可表达的目标蛋白质的细胞。通过对筛选出的细胞进行纯化、扩增，使其成为克隆体而获得特定功能的药物。

4. 单克隆抗体技术

单克隆抗体是由一个杂交瘤细胞及其子代产生的或是由单个 B 淋巴细胞分泌的，针对单一抗原决定簇的均质单一抗体，其主要用于特定疾病的治疗。相较于多克隆抗体，单克隆抗体仅由一种类型的细胞制造。

5. 基因编辑技术

基因编辑技术是 21 世纪生物医学最伟大的成就之一。利用该技术对目的基因的剪切、敲除等，在基因分子水平上实现了对基因的修正。治疗性基因编辑技术是进行基因高效编辑的重要工具。基因编辑技术主要包括 4 种：归巢核酸内切酶（Meganuclease）、基于锌指核酸酶（ZFN）、转录激活子样效应因子核酸酶（TALEN）、成簇规律的间隔短回文重复序列/规律成簇的间隔短回文重复序列相关蛋白系统 9（CRISPR/Cas9）。CRISPR/Cas9 是发展最为迅速的基因编辑工具，具有适用范围广、高效、廉价等优点，已经被广泛应用于生物医学与基因药物研发领域。2020 年 3 月，美国的科学家们将 CRISPR/Cas9 首次直接用于人体治疗一名患有 Leber 先天性黑蒙 10 型的遗传性失明患者。2022 年，一种名为 Exagamglogene autotemcel（exa-cel）的生物治疗方案被美国快速审批认定。该制品正是通过 CRISPR/Cas9 基因编辑后用于治疗 β 地中海贫血和镰状细胞贫血这两种遗传性血液病并有望成为首个被批准的 CRISPR/Cas9 基因编辑药物。此外，多种新型 CRISPR/Cas9 系统也正在被加速研发，如 RNA 编辑、单碱基编辑、先导编辑、CRISPR 干扰（CRISPRi）等。

6. 药物结合物技术

药物结合物（drug conjugate）是指一类运用特定的连接子（一般为化学链）将具有靶向定位性的配体和效应分子连接起来而产生的药物，具有配体充当靶向定位、效应分子充当治疗的双重作用。药物结合物具有"三明治"结构,即"定位配体-连接子-效应分子",可分为抗体药物结合物(antibody-drug conjugate,ADC)、多肽药物结合物(peptide-drug conjugate)、病毒样药物结合物(virus-like drug conjugate)等。ADC 是近年来发展较为迅速的一类药物,主要是利用抗体与受体的特异性结合作用,可以获得更好的靶向性。在 2000 年,首个被美国批准的 ADC 是由卡奇霉素通过一个包含腙键的可切割连接子与突变的抗 CD33 IgG4 亚型单抗偶联而成的。该产品被用于治疗急性髓性白血病,但由于毒性较大的原因于 2010 年退市。ADCETRIS(brentuximab vedotin)、Kadcyla(Trastuzumab emtansine)等新型 ADC 经过改进减小了毒性,已被美国批准用于治疗霍奇金淋巴瘤和 HER2 阳性乳腺癌。ADC 是一类拥有发展潜力的药物,随着定向结合、多价结合技术和单链抗体、纳米抗体等类型的抗体技术的进步 ADC 新药研发将有更多的可能。

7. 药物递送系统技术

药物递送系统(drug delivery system)是指在空间、时间及剂量上全面控制药物体内分布与过程的技术体系。其目的是将药物选择性地递送至靶向部位,减少在其他部位的分布,从而达到增效减毒的功效。随着纳米技术的发展,多种基于纳米技术合成和制备的纳米药物递送系统也被陆续开发出来,如脂质体、白蛋白纳米粒、微球、工程化细胞外囊泡、工程化 AAV、3D 打印药物制剂等。新型药物递送系统可调控药物的递送位置、选择性释放药物、延长体内半衰期、改变体内药物代谢动力学行为。在目前已上市的新型递送系统中,基于脂质纳米颗粒(lipid nanoparticles)包载的 mRNA 疫苗是其中的代表,如已上市的 BNT162b2 和 mRNA - 1273。两者均是采用脂质结构的纳米颗粒,包含阳离子脂质、辅助型脂质、胆固醇和 PEG。由于小核酸具有负电性,采用阳离子脂质材料可与核酸结合。辅助脂质材料有助于提高纳米颗粒的稳定性和加速小核酸进入细胞后的释放。胆固醇主要用于稳定脂质纳米颗粒的结构,而聚乙二醇可阻止纳米颗粒的聚集、延长其在体内的作用时间。小核酸由于脂质纳米颗粒的保护,在体内递送时可避免过早降解。而选择脂质纳米颗粒作为载体的原因是脂质纳米颗粒本身与细胞膜结构相似,可与细胞膜进行融合,从而将小核酸递送至细胞内发挥作用。2018 年,美国批准脂质纳米粒作为递送载体的首款 RNAi 药物 Patisiran(Onpattro)上市并用于治疗多发性神经病。2021 年,美国批准了脂质纳米颗粒作为递送载体的首款 mRNA 疫苗 BNT162b2(Comirnaty)上市,用于预防 16 岁及以上人群的新型冠状病毒感染。另一种新型纳米载体为 N - 葡萄糖氨基酸,其是一种以 N - 乙酰葡萄糖胺(N-acetylglucosamine,GlcNAc)为基础的版本的糖苷。GlcNAc 结合修饰是继脂质纳米颗粒递送小核酸药物后的又一研究热点。GlcNAc 可以三价态的方式很好地共价结合至核酸 3′末端构成单缀合物。GlcNAc 的优势是结合的分子量较小、可采用多种给药方式,其可得到较好的治疗结果,并且作用时间延长至数月。

综上,新型生物药物的研发变得愈发重要,具有广阔的应用前景。生物药物较传统药物更容易与机体结合,产生更好的治疗效果。治疗性抗体、基因工程药物、小核酸药物、纳米疫苗、细胞与细胞外囊泡治疗将是未来生物药物的重点研究方向。随着生物技术、计算机技术、生物合成技术的快速发展,将极大加速生物药物的设计和研究、提高开发效率、缩短研发周期。现代生物药物与技术必将揭开生命科学的新篇章。

思考与练习

1. 简述利用蛋白重组技术生产胰岛素的过程。

2. 什么是基因药物? 基因药物包括哪几类?

3. 简述反义寡核苷酸药物的作用机制。

4. 以 CAR－T 细胞为例,简述 CAR－T 免疫细胞治疗的作用机制。

5. 简述细胞外囊泡作为诊断和治疗性药物的优势。

6. 现代生物制药技术主要有哪些?

本章参考文献

［1］ A G Atanasov, S B Zotchev, V M Dirsch, et al. Natural products in drug discovery: advances and opportunities. *Nat Rev Drug Discov*. 2021, 20 (3): 200 - 216.

［2］ A M Gruntman, T R Flotte. The rapidly evolving state of gene therapy. *FASEB J*. 2018, 32(4): 1733 - 1740.

［3］ A R Saez-Ibañez, S Upadhaya, T Partridge, et al. Landscape of cancer cell therapies: trends and real-world data. *Nat Rev Drug Discov*. 2022, 21(9): 631 - 632.

［4］ A Stryjewska, K Kiepura, T Librowski, et al. Biotechnology and genetic engineering in the new drug development. Part I. DNA technology and recombinant proteins. *Pharmacol Rep*. 2013, 65(5): 1075 - 1085.

［5］ B Hu, L P Zhong, Y H Weng, et al. Therapeutic siRNA: state of the art. *Signal Transduct Tar*. 2020, 5(1): 101.

［6］ C Diener, A Keller, E Meese. Emerging concepts of miRNA therapeutics: from cells to clinic. *Trends Genet*. 2022, 38(6): 613 - 626.

［7］ D Agyei, I Ahmed, Z Akram, et al. Protein and peptide biopharmaceuticals: an Overview. *Protein Pept Lett*. 2017, 24(2): 94 - 101.

［8］ D Chancellor，D Barrett，L Nguyen-Jatkoe，et al. The state of cell and gene therapy in 2023. *Mol Ther*. 2023, 31(12)：3376 - 3388.

［9］ D Ha，N N Yang，V Nadithe. Exosomes as therapeutic drug carriers and delivery vehicles across biological membranes：current perspectives and future challenges. *Acta Pharm Sin B*. 2016, 6(4)：287 - 296.

［10］ E D Moreira Jr，N Kitchin，X Xu，et al. Safety and efficacy of a third dose of BNT162b2 Covid-19 vaccine. *N Engl J Med*. 2022, 386(20)：1910 - 1921.

［11］ E K Makowski，H T Chen，P M Tessier. Simplifying complex antibody engineering using machine learning. *Cell Syst*. 2023, 14(8)：667 - 675.

［12］ G Cossu，M Birchall，T Brown，et al. Lancet Commission：stem cells and regenerative medicine. *Lancet*. 2018, 391(10123)：883 - 910.

［13］ G I Ellis，N C Sheppard，J L Riley. Genetic engineering of T cells for immunotherapy. *Nat Rev Gene*. 2021, 22(7)：427 - 447.

［14］ G J Knott and J A Doudna. CRISPR-Cas guides the future of genetic engineering. *Science*. 2018, 361(6405)：866 - 869.

［15］ G Zhu and X Y Chen. Aptamer-based targeted therapy. *Adv Drug Deliver Rev*. 2018, 134：65 - 78.

［16］ J R Mendell，S A Al-Zaidy，L R Rodino-Klapac，et al. Current clinical applications of in vivo gene therapy with AAVs. *Mol Ther*. 2021, 29(2)：464 - 488.

［17］ J T Holmlund. Applying antisense technology：Affinitak and other antisense oligonucleotides in clinical development. *Ann Ny Acad Sci*. 2010, 1002(1)：244 - 251.

［18］ J X He，Q Duan，C Y Ran，et al. Recent progress of aptamer-drug conjugates in cancer therapy. *Acta Pharm Sin B*. 2023, 13(4)：1358 - 1370.

［19］ J Zhou，J Rossi. Aptamers as targeted therapeutics：current potential and challenges. *Nat Rev Drug Discov*. 2017, 16(3)：181 - 202.

［20］ K Lundstrom. Viral vectors in gene therapy：where do we stand in 2023? *Viruses*. 2023, 15(3)：698.

［21］ K Tsuchikama，Z An. Antibody-drug conjugates：recent advances in conjugation and linker chemistries. *Protein Cell*. 2018, 9(1)：33 - 46.

［22］ M A Fischbach，J A Bluestone，W A Lim. Cell-based therapeutics：the next pillar of medicine. *Sci Transl Med*. 2013, 5(179)：179ps7.

［23］ M Asher. FDA approves 100th monoclonal antibody product，*Nat Rev Drug Discov*. 2021, 20(7)：491 - 495.

［24］ M L Chiu，G L Gilliland. Engineering antibody therapeutics. *Curr Opin Struct Biol*. 2016,38：163 - 173.

［25］ M Sabry，M W Lowdell. Killers at the crossroads：the use of innate immune cells in adoptive cellular therapy of cancer. *Stem Cell Transl Med*. 2020，9(9)：974 - 984.

［26］ M Yi，T Li，M Niu，et al. Targeting cytokine and chemokine signaling pathways for cancer therapy. *Signal Transduct Target Ther*. 2024，9(1)：176.

［27］ N Chaoul，E Lauricella，A Giglio，et al. The future of cellular therapy for the treatment of renal cell carcinoma. *Expert Opin Biol Ther*. 2024，4(11)：1245 - 1259.

［28］ P Marks，S Gottlieb. Balancing safety and innovation for cell-based regenerative medicine. *New Engl J Med*. 2018，378(10)：954 - 959.

［29］ P N Nelson，G M Reynolds，E E Waldron，et al. Monoclonal antibodies. *Mol Pathol*. 2000，53(3)：111 - 117.

［30］ Q Tang，A Khvorova. RNAi-based drug design：considerations and future directions. *Nat Rev Drug Discov*. 2024，23(5)：341 - 364.

［31］ R Cde Abreu，H Fernandes，P A da Costa Martins，et al. Native and bioengineered extracellular vesicles for cardiovascular therapeutics. *Nat Rev Cardiol*. 2020，17(11)：685 - 697.

［32］ S D Patil，D G Rhodes，D J Burgess. DNA-based therapeutics and DNA delivery systems：a comprehensive review. *AAPS J*. 2005,7(1)：E61 - 77.

［33］ S T Crooke，X H Liang，B F Baker，et al. Antisense technology：a review. *J Biol Chem*. 2021,296：100416.

［34］ S W Wang，C Gao，Y M Zheng，et al. Current applications and future perspective of CRISPR/Cas9 gene editing in cancer. *Mol Cancer*. 2022，21(1)：57.

［35］ S Yamanaka. Pluripotent stem cell-based cell therapy-promise and challenges. *Cell Stem Cell*. 2020，27(4)：523 - 531.

［36］ T J Laskowski，A Biederstädt，K Rezvani. Natural killer cells in antitumour adoptive cell immunotherapy. *Nat Rev Cancer*. 2022，22(10)：557 - 575.

［37］ T R Abreu，N A Fonseca，N Gonçalves，et al. Current challenges and emerging opportunities of CAR-T cell therapies. *J Control Release*. 2020,319：246 - 261.

［38］ U Sahin，K Karikó，Ö Türeci. mRNA-based therapeutics—developing a new class of drugs. *Nat Rev Drug Discov*. 2014,13(10)：759 - 780.

［39］ X Li，J Qi，J Wang，et al. Nanoparticle technology for mRNA：delivery strategy, clinical application and developmental landscape. *Theranostics*. 2024, 14(2): 738 – 760.

[40] Y H Zhao, J Deng, S F Rao, et al. Tumor infiltrating lymphocyte (TIL) therapy for solid tumor treatment: progressions and challenges. *Cancer* (*Basel*). 2022, 14(17): 4160.

第二章
病理性心肌肥厚的
分子机制与治疗新策略

贝毅桦　朱玉娇

本章学习目标

1. 理解病理性心肌肥厚的定义、分类和病因；
2. 能够简要概述病理性心肌肥厚的特征和分子机制；
3. 了解病理性心肌肥厚的临床表现、并发症和预后；
4. 了解病理性心肌肥厚研究进展及可能用于新药研发的靶点；
5. 理解治疗病理性心肌肥厚对防治心力衰竭的重要意义。

　　古代中国重要的医学经典《黄帝内经·灵枢·胀论》言"夫心胀者，烦心短气，卧不安"，这是我国古代关于病理性心肌肥厚现存最早的描述。中医认为，病理性心肌肥厚其发病多源于患者久食膏粱厚味，熬夜伤身，导致气机瘀滞，气滞则血瘀，水湿不化，则凝聚成痰，痰瘀痹阻血脉，心失所养，日久则肥大。从现代医学的角度来看，当心脏长期处于病理性的应激状态时，会导致病理性心肌肥厚的发生发展。病理性心肌肥厚可逐步进展为心室重构不良,最终导致心力衰竭。目前,针对心力衰竭的药物只能改善患者的症状和延缓心力衰竭的发展。因此,深入了解病理性心肌肥厚发生发展的分子机制,对寻找防治心力衰竭的新策略具有重要的意义。

一、心肌肥厚

心肌肥厚是指心脏在长期压力或容量负荷增加的条件下,为维持正常循环血量所产生的心肌总量增加、收缩力增强的一系列生理或病理生理过程。根据诱发因素不同,心肌肥厚可以分为生理性心肌肥厚和病理性心肌肥厚。

1. 生理性心肌肥厚概述

生理性心肌肥厚通常发生在妊娠、婴儿时期和长期规律运动期间,有利于长期维持心脏功能,且在这些生理刺激缓解或消除后,生理性心肌肥厚可以被逆转,心脏恢复到原始大小。

2. 病理性心肌肥厚概述

病理性心肌肥厚常表现为心室壁增厚并逐渐出现心室扩张,心脏收缩功能下降,心脏整体质量增加,并伴随有心肌细胞凋亡、心脏微血管稀疏和细胞外基质成分的改变(心肌纤维化),最终导致心脏室壁顺应性下降和循环泵血功能降低,引发心力衰竭、心律失常,严重时甚至猝死。病理性心肌肥厚是心脏结构从可逆性改变向不可逆性改变、心脏功能由代偿期向失代偿期发展的关键阶段,是心力衰竭发生发展的重要病理基础。尽管近几十年来在病理性心肌肥厚的分子调控机制方面的研究已取得了很大进展,但许多关键问题尚未解决,目前仍缺乏逆转病理性心肌肥厚的有效方法。因此,仍需不断深入探索并寻找能够调控病理性心肌肥厚的关键分子,揭示这些分子的精密调控网络。

二、病理性心肌肥厚

1. 病理性心肌肥厚的定义与分类

心脏通过增加心肌的厚度来适应血压的持续升高或血容量的持续增加,心肌的这种生长被广义地定义为心肌肥厚(myocardial hypertrophy)。当心肌肥厚与正常心功能相关时,可归类为生理性心肌肥厚;当心肌肥厚与心力衰竭、心律失常、心源性死亡等不良心血管事件相关时,可归类为病理性心肌肥厚。病理性心肌肥厚是心力衰竭的重要病理基础,最终导致心肌纤维化和心功能障碍。病理性心肌肥厚是由慢性高血压、主动脉瓣狭窄、二尖瓣或主动脉瓣反流、心肌梗死(myocardial infarction,MI)、贮积性疾病(如脂质、糖原和溶酶体贮积性疾病)以及由编码肌球蛋白的基因突变,如肌球蛋白重链(MYH7)、肌球蛋白结合蛋白 C3(MYBPC3)和肌连蛋白(Titin)等导致的肥厚性心肌病所引起的。

病理性心肌肥厚根据诱因可以分为:与压力超载相关的心肌肥厚(慢性高血压和主动脉瓣狭窄);心肌梗死相关性心肌肥厚;与代谢性疾病相关的心肌肥厚(糖尿病和肥胖);急性心肌炎相关性心肌肥厚;与心肌病相关的心肌肥厚(肥厚性心肌病和贮积性疾病);与慢性

阻塞性肺疾病相关的右心室肥厚;保留射血分数的心力衰竭。

2. 病理性心肌肥厚的流行病学

心血管疾病是全球疾病致死的重要病因:每年死于心血管疾病的人数多于任何其他疾病。世界卫生组织(WHO)估计,2019 年全球有近 1 800 万人死于心血管疾病。《中国心血管健康与疾病报告2023》中指出,中国心血管病患病率及死亡率仍处于持续上升阶段,推算心血管病现患人数 3.3 亿。城乡居民疾病死亡构成比中,心血管病占首位。鉴于心血管疾病的高患病率和高医疗成本,中国心血管疾病负担日渐加重,已成为重要的公共卫生问题,加强政府主导下的心血管疾病防治工作刻不容缓。

3. 病理性心肌肥厚的发生机制

病理性心肌肥厚以心肌细胞病理性肥大和心肌收缩力受损为特征,是心力衰竭进展的重要因素。毛细血管密度降低、氧化应激、细胞内 Ca^{2+} 超载、心肌细胞凋亡、亚细胞结构及功能改变、心肌的免疫炎症反应等病理机制都参与病理性心肌肥厚的发生发展过程。慢性血流动力学负荷增加和神经内分泌系统激活导致的心肌损伤和心室重构在心力衰竭发生发展中扮演着重要的角色。在血管紧张素 Ⅱ(angiotensin Ⅱ,Ang Ⅱ)、儿茶酚胺类激素分泌增加或主动脉缩窄等病理因素刺激下,心脏主要通过增加心肌细胞的体积来维持其功能和效率。心肌细胞的体积增大主要依靠增加蛋白质合成以及调控肌小节的大小和结构来实现。暴露于升高的后负荷之后的数小时内,肌球蛋白重链蛋白质含量可增加 35%,随着负荷的持续存在,心脏质量逐渐增加。在早期,后负荷引起的室壁压力升高和氧气消耗增加可被心室壁厚的增加所抵消,所以心室重塑早期可以对心功能产生部分代偿,此时患者已发展成器质性心脏病,但尚无心力衰竭的症状或体征。随着疾病的进展,参与调控病理性心肌肥厚的信号通路(如 Gq/PLC/Calcineurin/NFAT 信号通路、PKC/MAPK 信号通路、mTOR 信号通路和 NF－κB 信号通路等)被持续激活,促进心室重构的进一步加剧,导致基因(ANP、BNP、skeletal α－actin 与 β－MHC)表达激活,肌节结构改变,心脏成纤维细胞活化和胶原蛋白水平增加,心脏发生间质纤维化和血管周围纤维化。同时,病理性刺激因素还会引起心肌细胞内的钙调蛋白功能紊乱、糖酵解代谢转变、线粒体功能异常,活性氧类(reactive oxygen species,ROS)自由基的产生和代谢中间产物在心肌细胞内蓄积,这一系列病理改变将导致心肌细胞死亡。心功能逐渐由代偿向失代偿转变,最终导致心力衰竭。

4. 病理性心肌肥厚的临床表现

临床上出现的病理性心肌肥厚往往具有不同的病因。在此,仅以一种遗传性心肌病——肥厚型心肌病(hypertrophic cardiomyopathy)为例,对出现病理性心肌肥厚的临床表现做简单介绍。

肥厚型心肌病的临床表现差异较大,多数患者临床无症状,是在体格检查或因其他疾病进行心电图或超声心动图检查时意外发现的。部分患者可以出现运动相关性症状,如在体力活动时出现呼吸困难(部分患者可出现劳力性呼吸困难,与左心室流出道阻塞及心室舒张功能异常相关)、胸痛(部分患者有劳力性胸痛症状,与心肌缺血相关)、心悸(部分患者可出现多种心律失常,包括房性心律失常和室性心律失常)及晕厥(主要由心律失常或血流动力学异常导致)等,部分患者以心源性猝死(主要由致命性室性心律失常导致,也可能由血流动力学异常导致)为首发表现。

对疑似发生病理性心肌肥厚的患者,在初次评估及定期随访过程中需要完善相关辅助检查:心电图检查;超声心动图检查;心脏磁共振电影成像(CMRC);基因检测;冠状动脉CT成像、冠状动脉造影及心室造影检查;运动试验(平板运动试验和心肺运动试验);心脏生物标志物检测;有创性血流动力学检查;心内电生理检查;心内膜心肌活检。

目前临床上治疗心肌病的主要目标是缓解临床症状,改善心脏功能,延缓疾病进展,减少疾病死亡。常用的药物治疗种类有:β受体阻滞剂、钙离子通道阻断剂、利尿剂、血管紧张素转化酶抑制剂、血管紧张素受体拮抗剂、抗心律失常药物(丙吡胺、西苯唑啉)等。必要时可通过外科手术进行病因治疗或者针对心肌肥厚本身进行治疗,例如冠状动脉搭桥、球囊血管成形术、瓣膜修复和置换、室间隔心肌切除术、室间隔心肌消融术、双腔起搏器植入术等。然而,病理性心肌肥厚发展到终末期即表现为心力衰竭,目前除了心脏移植外,尚无可以治愈心力衰竭的方法。因此,亟须深入探究病理性心肌肥厚的关键分子机制,寻找防治心力衰竭的新靶点。

三、病理性心肌肥厚的前沿研究

1. 表观遗传修饰在病理性心肌肥厚中的作用

近年来,越来越多的研究表明各种组蛋白修饰(乙酰化、甲基化、磷酸化等)以及蛋白质的其他修饰形式(如泛素化修饰),在调节染色质重塑和病理性心肌肥厚中发挥着重要作用。针对这些表观遗传修饰的新型药物正成为病理性心肌肥厚的潜在干预途径。组蛋白由球状结构域和可变的(无固定结构的)N 端尾部结构域组成。其中,球状结构域由组蛋白折叠基序(螺旋-环-螺旋-环-螺旋)形成。组蛋白有五种类型,分别为 H1、H2A、H2B、H3 和 H4。与相对有限的 DNA 修饰不同,组蛋白修饰可以表现出广泛的多样性。越来越多的证据表明,组蛋白修饰及功能失调是心肌病的一个易感因素。

(1)乙酰化修饰

组蛋白乙酰转移酶(histone acetyltransferase,HAT)和组蛋白脱乙酰酶(histone deacetylase,HDAC)是 DNA 转录的重要调控因子。组蛋白脱乙酰化酶 HDAC 家族包括 HDAC 1-11,根据同源性,HDAC 家族又可细分为四大类:HDAC Ⅰ 类(HDAC 1、HDAC 2、HDAC 3 和 HDAC 8)与酵母 RPD 3 蛋白同源,主要位于细胞核,广泛表达于各种人类细胞和组织中;HDAC Ⅱa 类(HDAC 4、HDAC 5、HDAC 7 和 HDAC 9)和 HDAC Ⅱb 类(HDAC 6 和 HDAC 10)与酵母 HDA1 蛋白具有相似的保守性,分布于细胞质中,可在细胞核和细胞质之间转移;HDAC Ⅲ 类(SIRT)是 NAD$^+$ 依赖性组蛋白脱乙酰酶,主要存在于细胞质中,与其他类 HDAC 相比,其具有非常独特的脱乙酰化催化机制;HDAC Ⅳ类只有一个最近新确定的成员 HDAC 11,主要表达于平滑肌、心脏、肾脏和脑组织中,其与 Ⅰ 类和 Ⅱ 类 HDAC 的催化核心区域具有序列同源性,但是不具有足够的相似性。大量研究表明,HDAC 缺失或过表达对小鼠模型的病理性心肌肥厚的调节至关重要。例如,敲除 HDAC 5 或 HDAC 9 会增加小鼠对病理性肥厚刺激和自发性心脏增大的敏感性。研究表明,心肌细胞中

HDAC 3 特异性缺失与小鼠病理性心肌肥厚的发生密切相关。此外,HDAC 7 的缺失被报道与心房扩张有关。组蛋白乙酰转移酶 HAT 家族可分为 a 型和 b 型两大类。b 型 HAT 是使新合成的组蛋白 H4 在特定的赖氨酸残基(K5 和 K12)乙酰化以及组蛋白 H3 的特定位点乙酰化的关键酶。a 型 HAT 根据氨基酸序列的同源性和构象结构可以分为不同的亚群,包括 MYST 和 p300/CBP 家族。MYST 家族成员赖氨酸乙酰转移酶 8(KAT 8)在心力衰竭患者和病理性心肌肥厚小鼠模型中表达下降,而在心脏中过表达 KAT 8 能够抑制病理性心肌肥厚的发生发展。与 MYST 家族相比,p300 是一种包含赖氨酸乙酰转移酶结构域的转录辅助激活因子。过表达 p300 会促进小鼠病理性心肌肥厚的发展,姜黄素在体外和体内能通过抑制 p300 乙酰转移酶来减轻病理性心肌肥厚,药理性抑制 p300 可能是治疗心肌病的一种有前途的治疗方法。

(2)甲基化修饰

组蛋白甲基化是指在组蛋白的特定氨基酸的残基上添加甲基基团的修饰。例如,可以通过蛋白质赖氨酸甲基转移酶(protein lysine methyltransferase,PKMT)或蛋白质赖氨酸甲基转移酶(protein lysine demethyltransferase,PKDM)催化或去除组蛋白 N 端精氨酸或赖氨酸上的甲基,以调节各种复杂的功能(如基因组稳定性、基因表达和细胞命运)。近年来,在与病理性心肌肥厚相关的组蛋白赖氨酸甲基化修饰研究中发现 H3K4、H3K9、H3K27 的甲基化修饰参与了压力负荷诱导病理性心肌肥厚过程中基因表达的调控。H3K9me2 水平在心肌细胞成熟过程中显著升高,使得胚胎基因沉默,从而避免心脏发生心肌肥厚。研究发现常染色质组蛋白赖氨酸 N - 甲基转移酶 EHMT1 和 EHMT2 的表达在病理性心肌肥厚小鼠中被抑制，H3K9me2 水平降低导致胚胎基因重表达，从而介导病理性心肌肥厚的发生发展。此外，含 Jumonji C 结构域的组蛋白去甲基化酶（Jumonji C-domain-containing，histone demethylase，JMJD）家族成员 JMJD1C 在人类和小鼠肥厚性心脏中表达上调，可使 H3K9 的甲基化水平降低；相反，敲低 JMJD1C 可抑制血管紧张素Ⅱ（Ang Ⅱ）诱导的心肌细胞肥大及肥厚相关基因的表达。正常情况下，PKMT 和 PKDM 共同参与维持组蛋白赖氨酸甲基化水平的动态平衡。而在病理刺激下，PKMT 或 PKDM 的表达发生改变，影响组蛋白甲基化水平及下游基因的表达，从而调控肥厚相关基因并促进胚胎基因的重新激活。因此，以 PKMT 和 PKDM 为研究切入点，深入探究组蛋白赖氨酸甲基化参与心肌肥厚病理生理过程的具体分子机制，可能是未来研发抗心肌肥厚药物或基因干预手段的重要方向。

（3）磷酸化修饰

组蛋白磷酸化与病理性心肌肥厚的发生发展密切相关，但是组蛋白磷酸化调节的转录因子及其调控心肌肥厚的具体机制仍不清楚。钙/钙调蛋白依赖性蛋白激酶Ⅱ（CaMK Ⅱ）在病理心肌肥厚的发生发展过程中发挥重要作用，激活 CaMK Ⅱ信号可导致 H3 组蛋白过度磷酸化。相反，抑制 CaMK Ⅱ则可降低 H3 组蛋白的磷酸化水平，抑制病理性心肌肥厚和心力衰竭。同样，在临床肥厚性心肌病患者的心脏组织中也观察到组蛋白 H1 和 H3 的过度磷酸化。

（4）泛素化修饰

泛素化是一种重要的翻译后修饰，广泛参与细胞信号转导、细胞命运决定、炎症反应等重要生命活动。研究表明，泛素-蛋白酶体系统（UPS）的 E3 连接酶和去泛素化酶（DUB）是病理性心肌肥厚的重要调节者。泛素特异性蛋白酶 4（USP4）可通过促进转化生长因子激酶 1（TAK 1）的 K63 泛素化降解，抑制 TAK 1 - JNK1/TAK 1 - JNK2/p38 信号通路，缓解病理性心肌肥厚。在血管紧张素Ⅱ（Ang Ⅱ）和主动脉弓缩窄所致病理性心肌肥厚模型以及心力衰竭患者肥厚心肌组织中，USP25 蛋白水平升高，通过其泛素特异性蛋白酶结构域与 SERCA2a 直接结合，发挥去泛素化作用，从而维持 SERCA2a 蛋白的稳定性，抑制病理性心肌肥厚。

综上，表观遗传调控是维持心脏稳态的关键性因素。目前已发现一部分在临床使用的参与调控表观遗传修饰的心血管疾病治疗药物，如：二甲双胍、他汀类药物、钠-葡萄糖共转运蛋白 2 抑制剂（SGLT2i）和 Omega - 3 多不饱和脂肪酸（PUFA）等。有证据表明，二甲双胍能激活 AMPK 信号通路，去乙酰化酶 SIRT 2 通过去乙酰化 LKB1 激酶来促进 AMPK 活化；相反，SIRT 2 缺失会抑制 AMPK，促进 Ang Ⅱ诱导的病理性心肌肥厚，减弱二甲双胍介导的心脏保护作用。另有研究报道，二甲双胍可通过抑制 p300 - HAT 活性来抑制组蛋白 H3K9 的乙酰化，从而减轻去氧肾上腺素诱导的心肌肥厚。由此可见，二甲双胍能通过表观遗传调控机制保护心肌以抵抗病理性心肌肥厚。在未来，如何将基础研究成果转化为临床可实施的治疗手段，以及如何实现表观遗传靶向药物的个体化治疗，是探究病理性心肌肥厚治疗的重点研究方向。

2. 代谢重编程在病理性心肌肥厚中的作用

代谢是生物体利用物质和能量进行生长、发育、维持其稳态的过程。心脏是代谢研究的重要靶器官,心脏重塑过程中代谢模式的改变影响心脏的结构和功能。成年人正常心脏中的 40%—70% 三磷酸腺苷(adenosine triphosphate,ATP)产生于脂肪酸的氧化磷酸化,另有 20%—30% 产生于葡萄糖的氧化磷酸化。为满足心脏的能量需求,心肌细胞对能量底物的选择多样而灵活,其中包括糖类、脂肪酸、氨基酸、酮体和乳酸等,可随血液循环中底物浓度和含氧量的不同进行相应调整,这使得心脏能够在饥饿、压力超负荷、氧化应激等不利状态下确保能量供应,维持功能稳定。例如,在压力超负荷导致的肥厚心肌中,长链脂肪酸氧化和糖类有氧氧化均下降,而糖酵解速率上升,在肥厚心肌中糖酵解供能可达 19%,而脂肪酸供能降低至 55% 左右。这种病理性心脏重塑时心脏代谢途径和代谢物的偏好发生变化的过程称为心脏代谢重编程或重塑。

心脏代谢重编程已成为病理性心肌肥厚和心力衰竭发生发展的重要调控因素。通过药物来改善心脏代谢异常为心力衰竭患者提供了新的治疗机会。例如,针对脂肪酸代谢的代谢调节剂,葡萄糖、酮体和支链氨基酸代谢的代谢调节剂,胰岛素抵抗的代谢调节剂,线粒体功能的代谢调节剂等,将有望成为新的治疗药物。目前已发现一些药物能够调控心脏代谢,例如减少血浆游离脂肪酸的烟酸衍生物阿昔莫司、降低线粒体游离脂肪酸摄取的肉碱酰基转移酶抑制剂依托莫昔(Etomoxir)和哌克昔林、部分抑制线粒体脂肪酸氧化的脂肪酸氧化抑制剂曲美他嗪、促进葡萄糖代谢的二氯乙酸等。

雌激素相关受体 ERR α 和 ERR γ 是心脏代谢的重要调节因子。研究发现,基于结构设计合成的 2 种不同结构的 ERR 激动剂 SLU - PP - 332 和 SLU - PP - 915 能够通过转录激活脂肪酸代谢和线粒体功能相关的基因,增加线粒体氧化呼吸能力和脂肪酸在体内和体外的利用,保护心脏免受压力超负荷引起的心力衰竭。另一项研究对肥厚型心肌病患者行室间隔肌切开术留取的心脏组织样本进行了线粒体呼吸测量和超微组织结构分析,发现线粒体呼吸衰竭在心肌肥厚的组织中异常显著,且不依赖于肌节蛋白基因的突变。使用增加线粒体烟酰胺腺嘌呤二核苷酸(NAD^+)水平的药物能显著改善线粒体呼吸功能,提示靶向线粒体代谢的治疗可以为肥厚型心肌病患者带来福音。心脏代谢重编程的研究将为治疗病理性心肌肥厚的药物研发提供新的路径和理论依据。

3. 免疫调节在病理性心肌肥厚中的作用

机体能够通过复杂的急性和慢性适应过程对各种心脏损伤做出反应,以维持心脏的结构和功能。在这一过程中,免疫炎症和免疫细胞在其中发挥了不可忽视的作用。病理性心肌肥厚患者的免疫炎性损伤可引发心肌肥厚和纤维化反应,导致心室重塑不良和心力衰竭。在心脏损伤早期,免疫介导的心脏成纤维细胞活化是必要的,以避免灾难性的心肌破裂。此时,驻留的间质成纤维细胞的激活和来自心外膜的成纤维细胞的募集会导致心脏纤维瘢痕的形成,从而维持心脏的完整性。然而,持续性的成纤维细胞激活会使得细胞外基质过度合成和分泌,逐步产生心脏组织纤维化,导致心功能进行性恶化。

单核细胞/巨噬细胞是先天性免疫的重要组成。单核细胞参与了 Ang II 诱导的病理性心肌肥厚的发病机制,在 Ang II 诱导的小鼠心肌肥厚模型的心脏组织和外周血中,趋化因子 CXCL 1 和趋化因子受体 CXCR 2 的水平明显上调。抑制 CXCL 1 和 CXCR 2 或者敲除 CXCR 2 可显著减少 Ang Ⅱ诱导的单核细胞向心脏组织的浸润，从而改善心室重构和心功能障碍。抑制 CXCL 1－CXCR 2 信号通路可能是防治病理性心肌肥厚和心力衰竭的潜在治疗靶点。

调节性 T 细胞(Treg cell)具有重要的免疫调节功能，在维持免疫稳态中起着至关重要的作用。越来越多的证据表明，在缺血和压力超负荷的心脏中，维持调节性 T 细胞的数量和功能有助于改善不良心室重塑和心力衰竭。心肌梗死后心脏的调节性 T 细胞在第 7 天达到高峰，并至少维持到第 28 天。通过对心脏调节性 T 细胞中上调的基因进行富集分析，发现这些基因涉及与组织修复相关的生物学过程。这些生物学过程包括细胞外结构组织、细胞外基质组织、胶原代谢过程、胶原生物合成过程、创面愈合和平滑肌细胞增殖的调节等，这表明心脏调节性 T 细胞可能参与心脏修复过程。调节性 T 细胞作为具有免疫抑制作用的 CD4$^+$ T 细胞的重要亚群，可通过诱导耐受、抑制炎症反应和免疫损伤来维持免疫稳态，从而在病理性心肌肥厚中发挥保护作用。扩大调节性 T 细胞或增强其抑制功能的疗法对治疗病理性心肌肥厚具有重要的前景。

此外，其他类型的免疫细胞(如树突状细胞、T 淋巴细胞的其他亚型、B 淋巴细胞等)在病理性心肌肥厚中的功能仍待明确，这将从免疫调节的角度为治疗病理性心肌肥厚提供新的方向。

4. 细胞异质性和心脏微环境在病理性心肌肥厚中的作用

心脏由不同种类的细胞组成，包括心肌细胞、成纤维细胞、血管内皮细胞、血管平滑肌细胞、交感神经元和免疫细胞等，它们共同构成了同步的心功能。心肌细胞和非心肌细胞动态的生物学行为和相互作用对于维持心脏稳态和调控疾病的病理生理过程非常重要。因此，基于不同的病因、阶段和细胞类型的治疗策略需要在细胞和分子水平上对整个疾病的进程进行精细的解析。

心肌细胞和非心肌细胞之间的通讯很大程度上借助于细胞分泌的生物活性物质，后者以自分泌和旁分泌的方式发挥效应，随后引发细胞内各种信号通路的变化，这些复杂的生物信号转导参与调节心肌细胞肥大、成纤维细胞增生、间质组织组成改变和心室重塑。在心血管疾病进程的不同阶段，不同亚群的心肌细胞和非心肌细胞（成纤维细胞、巨噬细胞、内皮细胞等）驱动了疾病进展，这些细胞的参与顺序也不同。针对不同阶段和细胞类型的特异性干预，将有望为心血管病的治疗开辟新的途径。

一项研究运用单细胞多组学整合分析（CITE-Seq：single-cell RNA sequencing），发现主动脉弓缩窄术后 7 天的小鼠心脏中 $CD64^+$ $F4/80^+$ 细胞富集最多，其次为单核细胞、树突状细胞、多形核白细胞（PMN）以及 B 细胞。功能研究发现，心脏自身的巨噬细胞能够促进血管新生，抑制心脏纤维化，在压力超负荷导致的病理性心肌肥厚和心力衰竭中发挥保护作用。

越来越多的研究揭示了心脏细胞的复杂性，强调在不同条件下细胞组成变化的重要性，这激发了科学家在单细胞水平探索心脏疾病的分子基础。探索心脏微环境和细胞间通讯在未来的研究和治疗干预中变得越来越重要，这挑战了心血管病中以心肌细胞为中心的靶向修复和治疗靶点的传统认识。未来的治疗和机制研究应考虑到成纤维细胞、内皮细胞、免疫细胞等作为心脏常驻细胞的数量明显超过心肌细胞这一事实，这在细胞间通讯和心血管病治疗的研究中将显得越来越重要，也为心血管病的机制研究和靶向干预提供了新方向。

5. 细胞外囊泡在病理性心肌肥厚中的作用

细胞外囊泡（extracellular vesicle）是细胞所释放出来的脂质双分子层纳米囊泡，参与介导细胞间通讯，并在各种生理和病理生理过程中发挥作用。在其形成过程中，细胞外囊泡可表达来自其母细胞的表面分子及一些特定的细胞质内容物。细胞外囊泡包含蛋白质、RNA、脂质等丰富的生物学分子，由身体的各种组织细胞分泌，可以在体液（血液、唾液、淋巴液、尿液）中较为稳定地存在，其丰富度和内容物组成随着释放细胞的状态而变化。因此，细胞外囊泡具有作为生物标志物的巨大潜力，可以成为疾病诊断和预后判断的生物标志物。目前，细胞外囊泡已被报道参与各类心血管疾病的发生发展，如动脉粥样硬化、心肌缺血、心肌梗死、心肌肥厚、心力衰竭等。细胞外囊泡在这些心血管病变中的作用机制及其在临床转化方面的运用仍有待深入探究和验证。

细胞外囊泡中所包含的非编码 RNA 的表达改变与各类心血管疾病（包括心肌肥厚和心力衰竭）中观察到的功能失调基因表达谱相关。细胞外囊泡包含的微 RNA（microRNA，miRNA）是心脏成纤维细胞和心肌细胞之间的旁分泌信号介质，参与心肌细胞病理性肥大的发展。心脏成纤维细胞是心脏中最大的细胞群之一，研究发现成纤维细胞的细胞外囊泡来源的 miRNA‑21‑3p 通过靶向抑制 SORBS2 蛋白和 PDLIM5 蛋白诱导心肌细胞的病理性肥大。据报道，miRNA‑30d 在慢性心力衰竭患者外周血中的表达水平与心脏再同步治疗的反应性呈显著正相关。在缺血性心脏病所致心力衰竭的小鼠模型中，心肌细胞能够通过细胞外囊泡介导的旁分泌作用向成纤维细胞传递miRNA－30d，抑制心脏成纤维细胞的活化，从而改善心室重塑和心力衰竭。另一项研究发现，甲基转移酶 EZH2 可促进 miRNA－30d启动子区 H3K27me3 甲基化，抑制其在病理性心肌肥厚中的表达，而增加 miRNA－30d 可以通过负调控其靶基因 *MAP4K4* 和 *GRP78* 抑制病理性心脏肥厚和心力衰竭。

除了作为生物信息载体参与疾病的发生发展，细胞外囊泡可作为心血管疾病的潜在生物标志物。同时，细胞外囊泡可以在生物发生过程中自然地装载分子，也可以在分离细胞外囊泡后通过生物学技术装载分子，并对其进行工程化修饰，增强其靶向组织细胞的特性。细胞外囊泡在病理性心肌肥厚及其他心血管疾病中的生物学机制及其在生物标志物、疾病靶向治疗中的研究将有助于为心力衰竭的诊断、治疗及预警提供新的干预策略。

病理性心肌肥厚发展到终末期会导致心力衰竭。由于心血管疾病的异质性和复杂性，目前仍缺乏针对病理性心肌肥厚的靶向治疗方法。进一步研究表观遗传修饰、代谢重编程、免疫调节、心脏微环境、细胞外囊泡在病理性心肌肥厚中的作用及机制，将不断加深人类对病理性心肌肥厚发病机制的理解，为防治病理性心肌肥厚和心力衰竭提供新的治疗途径。

思考与练习

1. 举例说明表观遗传学修饰在病理性心肌肥厚中的作用。

2. 如何理解细胞异质性和心脏微环境在病理性心肌肥厚中的作用?

3. 查阅细胞外囊泡的相关资料,进一步了解细胞外囊泡调控细胞间通讯在病理性心肌肥厚中的功能及机制。

本章参考文献

[1] 詹家国,宋少飞,杨颖溪,等.心肌肥厚中医证型和中药作用机制的现代研究进展 [J].天津中医药,2023,40(6):809 - 816.

[2] A C Dixson, T R Dawson, D Di Vizio, A M Weaver. Context-specific regulation of extracellular vesicle biogenesis and cargo selection. *Nat Rev Mol Cell Biol*. 2023,24(7):454 - 476.

[3] A A Gibb, B G Hill. Metabolic Coordination of Physiological and Pathological Cardiac Remodeling. *Circ Res*. 2018,123(1):107 - 128.

[4] A N Kavazis. Pathological vs. physiological cardiac hypertrophy. *J Physiol*. 2015,593(17):3767.

[5] A S Rizzuto, A Faggiano, C Macchi, et al. Extracellular vesicles in cardiomyopathies:A narrative review. *Heliyon*. 2024,10(1):e23765.

[6] B K Kundu, M Zhong, S Sen, et al. Remodeling of glucose metabolism precedes pressure overload-induced left ventricular hypertrophy:review of a hypothesis. *Cardiology*. 2015,130(4):211 - 220.

[7] B H Lorell, B A Carabello. Left ventricular hypertrophy:pathogenesis, detection, and prognosis. *Circulation*. 2000,102(4):470 - 479.

[8] C Bang, S Batkai, S Dangwal, et al. Cardiac fibroblast-derived microRNA passenger strand-enriched exosomes mediate cardiomyocyte hypertrophy. *J Clin Invest*. 2014,124(5):2136 - 2146.

[9] C Pagiatakis, V Di Mauro. The Emerging Role of Epigenetics in Therapeutic Targeting of Cardiomyopathies. *Int J Mol Sci*. 2021,22(16):8721.

[10] C Tian, G Hu, L Gao, et al. Extracellular vesicular MicroRNA - 27a* contributes to cardiac hypertrophy in chronic heart failure. *J Mol Cell Cardiol*. 2020,143:120 - 131.

[11] C Yin, Z Ye, J Wu, et al. Elevated Wnt2 and Wnt4 activate NF-kappaB

signaling to promote cardiac fibrosis by cooperation of Fzd4/2 and LRP6 following myocardial infarction. *EBioMedicine*. 2021，74：103745.

[12] D Levy，R J Garrison，D D Savage，et al. Prognostic implications of echocardiographically determined left ventricular mass in the Framingham Heart Study. *N Engl J Med*. 1990，322(22)：1561－1566.

[13] E J Benjamin，M J Blaha，S E Chiuve，et al. Heart Disease and Stroke Statistics-2017 Update：A Report From the American Heart Association. *Circulation*. 2017，135(10)：e146－e603.

[14] E E Nollet，I Duursma，A Rozenbaum，et al. Mitochondrial dysfunction in human hypertrophic cardiomyopathy is linked to cardiomyocyte architecture disruption and corrected by improving NADH-driven mitochondrial respiration. *Eur Heart J*. 2023，44(13)：1170－1185.

[15] F Bazgir，J Nau，S Nakhaei-Rad，et al. The Microenvironment of the Pathogenesis of Cardiac Hypertrophy. *Cells*. 2023，12(13)：1780.

[16] F Yalcin，N Kucukler，O Cingolani，et al. Evolution of ventricular hypertrophy and myocardial mechanics in physiological and pathological hypertrophy. *J Appl Physiol*（1985）. 2019，126(2)：354－362.

[17] F Zhu，P Li，Y Sheng. Treatment of myocardial interstitial fibrosis in pathological myocardial hypertrophy. *Front Pharmacol*. 2022，13：1004181.

[18] J Mathew，P Sleight，E Lonn，et al. Reduction of cardiovascular risk by regression of electrocardiographic markers of left ventricular hypertrophy by the angiotensin-converting enzyme inhibitor ramipril. *Circulation*. 2001，104(14)：1615－1621.

[19] J R McMullen，G L Jennings. Differences between pathological and physiological cardiac hypertrophy：novel therapeutic strategies to treat heart failure. *Clin Exp Pharmacol Physiol*. 2007，34(4)：255－262.

[20] J Ritterhoff，R Tian. Metabolic mechanisms in physiological and pathological cardiac hypertrophy：new paradigms and challenges. *Nat Rev Cardiol*. 2023，20(12)：812－829.

[21] J Toton-Zuranska，J Sulicka-Grodzicka，M T Seweryn，et al. MicroRNA composition of plasma extracellular vesicles：a harbinger of late cardiotoxicity of doxorubicin. *Mol Med*. 2022，28(1)：156.

[22] K T Weber，C G Brilla. Pathological hypertrophy and cardiac interstitium. Fibrosis and renin-angiotensin-aldosterone system. *Circulation*. 1991，83(6)：1849－1865.

［23］ K J Wu, Q Chen, C H Leung, et al. Recent discoveries of the role of histone modifications and related inhibitors in pathological cardiac hypertrophy. *Drug Discov Today*. 2024, 29(2): 103878.

［24］ L Lai, T C Leone, M P Keller, et al. Energy metabolic reprogramming in the hypertrophied and early stage failing heart: a multisystems approach. *Circ Heart Fail*. 2014, 7(6): 1022 – 1031.

［25］ L Liu, J Hu, H Lei, et al. Regulatory T Cells in Pathological Cardiac Hypertrophy: Mechanisms and Therapeutic Potential. *Cardiovasc Drugs Ther*. 2023.

［26］ L Ottaviani, P A da Costa Martins. Non-coding RNAs in cardiac hypertrophy. *J Physiol*. 2017, 595(12): 4037 – 4050.

［27］ L Wang, Z Li, Y Tan, et al. PARP1 interacts with STAT3 and retains active phosphorylated-STAT3 in nucleus during pathological myocardial hypertrophy. *Mol Cell Endocrinol*, 2018, 474: 137 – 150.

［28］ L Wang, Y L Zhang, Q Y Lin, et al. CXCL1 – CXCR2 axis mediates angiotensin II-induced cardiac hypertrophy and remodelling through regulation of monocyte infiltration. *Eur Heart J*. 2018, 39(20): 1818 – 1831.

［29］ L Zhou, F Peng, J Li, H Gong. Exploring novel biomarkers in dilated cardiomyopathy-induced heart failure by integrated analysis and in vitro experiments. *Exp Ther Med*. 2023, 26(1): 325.

［30］ M J Koren, R B Devereux, P N Casale, et al. Relation of left ventricular mass and geometry to morbidity and mortality in uncomplicated essential hypertension. *Ann Intern Med*. 1991, 114(5): 345 – 352.

［31］ M Ruppert, S Korkmaz-Icoz, S Li, et al. Comparison of the Reverse-Remodeling Effect of Pharmacological Soluble Guanylate Cyclase Activation With Pressure Unloading in Pathological Myocardial Left Ventricular Hypertrophy. *Front Physiol*. 2018, 9: 1869.

［32］ M Samak, J Fatullayev, A Sabashnikov, et al. Cardiac Hypertrophy: An Introduction to Molecular and Cellular Basis. *Med Sci Monit Basic Res*. 2016, 22: 75 – 79.

［33］ M Xie, J S Burchfield, J A Hill. Pathological ventricular remodeling: therapies: part 2 of 2. *Circulation*. 2013, 128(9): 1021 – 1030.

［34］ M M Koerner, M Loebe, K A Lisman, et al. New strategies for the management of acute decompensated heart failure. *Curr Opin Cardiol*. 2001, 16(3): 164 – 173.

[35] N A Garcia, J Moncayo-Arlandi, P Sepulveda, et al. Cardiomyocyte exosomes regulate glycolytic flux in endothelium by direct transfer of GLUT transporters and glycolytic enzymes. *Cardiovasc Res*. 2016, 109(3): 397 - 408.

[36] O Ritter, L Neyses. The molecular basis of myocardial hypertrophy and heart failure. *Trends Mol Med*. 2003, 9(7): 313 - 321.

[37] P Bostrom, N Mann, J Wu, et al. C/EBPbeta controls exercise-induced cardiac growth and protects against pathological cardiac remodeling. *Cell*. 2010, 143 (7): 1072 - 1083.

[38] Q Li, Z M Li, S Y Sun, et al. PARP1 interacts with HMGB1 and promotes its nuclear export in pathological myocardial hypertrophy. *Acta Pharmacol Sin*. 2019, 40(5): 589 - 598.

[39] R L Montgomery, C A Davis, M J Potthoff, et al. Histone deacetylases 1 and 2 redundantly regulate cardiac morphogenesis, growth, and contractility. *Genes Dev*. 2007, 21(14): 1790 - 1802.

[40] T Barhoumi, D A Kasal, M W Li, et al. T regulatory lymphocytes prevent angiotensin II-induced hypertension and vascular injury. *Hypertension*. 2011, 57 (3): 469 - 476.

[41] T Doenst, T D Nguyen, E D Abel. Cardiac metabolism in heart failure: implications beyond ATP production. *Circ Res*. 2013, 113(6): 709 - 724.

[42] W Xu, C Billon, H Li, et al. Novel Pan - ERR Agonists Ameliorate Heart Failure Through Enhancing Cardiac Fatty Acid Metabolism and Mitochondrial Function. *Circulation*. 2024, 149(3): 227 - 250.

[43] X Z Zhang, S Zhang, T T Tang, et al. Bioinformatics and Immune Infiltration Analyses Reveal the Key Pathway and Immune Cells in the Pathogenesis of Hypertrophic Cardiomyopathy. *Front Cardiovasc Med*. 2021, 8: 696321.

[44] X Zheng, F Su, Z Kang, et al. Analysis of Therapeutic Targets of A Novel Peptide Athycaltide-1 in the Treatment of Isoproterenol-Induced Pathological Myocardial Hypertrophy. *Cardiovasc Ther*. 2022, 2022: 2715084.

[45] X S Revelo, P Parthiban, C Chen, et al. Cardiac Resident Macrophages Prevent Fibrosis and Stimulate Angiogenesis. *Circ Res*. 2021, 129(12): 1086 - 1101.

[46] Y Chen, Y Chang, N Zhang, et al. Atorvastatin Attenuates Myocardial Hypertrophy in Spontaneously Hypertensive Rats via the C/EBPbeta/PGC-1alpha/UCP3 Pathway. *Cell Physiol Biochem*. 2018, 46(3): 1009 - 1018.

[47] Y Suematsu, S Miura, M Goto, et al. LCZ696, an angiotensin receptor-

neprilysin inhibitor, improves cardiac function with the attenuation of fibrosis in heart failure with reduced ejection fraction in streptozotocin-induced diabetic mice. *Eur J Heart Fail*. 2016, 18(4): 386 - 393.

[48] Y Zou, L Pan, Y Shen, et al. Cardiac Wnt5a and Wnt11 promote fibrosis by the crosstalk of FZD5 and EGFR signaling under pressure overload. *Cell Death Dis*. 2021, 12(10): 877.

第三章
血小板与心血管疾病

高　娟　王利新

生物医学前沿

本章学习目标

1. 了解血小板的形成过程和功能；

2. 理解血小板在止血过程中的作用；

3. 了解血小板在血管修复和再生中的作用，以及如何促进血管愈合；

4. 掌握血小板与血栓形成的关系，以及预防和治疗血栓相关疾病的方法；

5. 了解靶向血小板的抗血栓药物的主要种类和原理。

在医学发展过程中，血小板曾一度被认为是血液中无功能的细胞碎片。随着科学研究的不断发展，人们逐渐认识到：血小板虽然没有细胞核，但它却是血液中不可缺少的一类具有重要功能的血细胞。血小板不仅在止血、凝血、炎症反应、维持血管内皮完整性及组织修复等多种生理过程中发挥着至关重要的作用，而且血小板也在多种心血管疾病的病理进程中具有重要的功能,如动脉粥样硬化、血栓和心肌梗死等。当血管内发生损伤时,血小板会被激活并迅速黏附到受损部位。血小板被激活后,会释放出多种信号分子,触发一系列级联反应。这些反应不仅能够导致血栓的形成,还会诱发炎症反应,进一步损伤机体的重要生命线——心血管,从而加剧死亡风险。然而,正是这些体积虽小但功能强大的血小板,为临床防治心血管疾病提供了的重要靶向途径。从经典的阿司匹林到新型的抗血小板药物,抗血小板治疗可以通过精准干预血小板的活性,有效治疗多种心血管疾病。

本章将揭开血小板与心血管疾病之间错综复杂的调控关系,展示一个微观而宏大的血小板世界,探索血小板的秘密,寻找防治心血管疾病全新途径,为生命健康保驾护航。

一、血小板概述

血小板(platelet 或 thrombocyte)是大量存在于血液中的无核盘状小细胞,是血液的主要成分之一。成年人血液中血小板数量为 100×10^9—300×10^9 个/L,血小板直径 1—4 μm,比其他血细胞如红细胞和白细胞的体积小很多,血小板具有特定的结构和生化组成,其没有细胞核,在很长一段时间血小板被看作是血液中无功能的细胞碎片。尽管其他人可能更早发现血小板,但意大利病理学家比佐泽罗(Giulio Bizzozero,1846—1901)首先确定了血小板在止血和血栓形成中的核心作用。

1865 年,德国显微解剖学家舒尔茨(Max Schultze,1825—1874)

在一项主要针对白细胞的研究中首次对血小板进行了描述。他指出健康人的血液中含有由不着色的小球体或颗粒组成的不规则聚集体，并提出了"颗粒块（granular masses）"这一术语。比佐泽罗第一个将血小板描述为血液中与红细胞和白细胞无关的第三种组成成分。1881年，比佐泽罗用意大利语发表了发现血小板的一篇论文。1882年，又用法语和德语分别发表了一篇论文。最初比佐泽罗将这些颗粒在意大利语中称为"piastrine"，在法语中称为"petit plaques"，后来又称为"plaquettes"，在德语中称为"blutplättchen"。在英语中，这些颗粒被命名为"platelet"，中文即"血小板"。比佐泽罗用显微镜观察了活体动物的循环血液和从血管中取出的血液。他发现，在体内血小板是血液中最先黏附在受损血管壁上的成分；在体外，它们是血液中最先黏附在随后被纤维蛋白覆盖的纤维上的成分。

血小板来源于巨核细胞（megakaryocyte）。巨核细胞与白细胞和红细胞均起源于骨髓造血干细胞。巨核细胞是多倍体细胞，体积巨大。巨核细胞平均直径为 50—100 μm，是大多数血细胞体积的10—15 倍。由于巨核细胞体积太大，无法直接进入血窦（窦状毛细血管）中。巨核细胞的细胞膜表面形成许多凹陷，延伸至胞质之中。相邻的凹陷细胞膜在凹陷深部相互融合，使巨核细胞的部分胞质与母体分开。最后，这些被细胞膜包围的与巨核细胞胞质分开的成分脱离巨核细胞，经过骨髓造血组织中的血窦进入血液循环形成血小板。一个巨核细胞平均可以产生 1 000—3 000 个血小板。血小板形成后在循环系统中能够维持 7—10 天，未参与凝血或血栓形成的血小板被脾脏和肝脏的吞噬作用清除。

1. 血小板的生理功能

血小板的细胞膜上具有多种多样的糖蛋白,介导血小板发挥重要的生理功能。血小板虽没有细胞核,但其内部并非中空。血小板内部有 2 种明显特化的结构,被称为致密体和 α 颗粒。致密体中包含腺苷二磷酸(ADP)、三磷酸腺苷(ATP)、5-羟色胺(5-HT)与钙离子等,α 颗粒中包含血管性血友病因子(vWF)、多种凝血因子、血小板源生长因子(PDGF)、转化生长因子 β(TGF-β)、血小板应答蛋白(thrombospondin,TSP)等。血小板中虽然不包含细胞核,但是血小板中存在巨核细胞来源的 RNA 转录产物和核糖体的结构,在应激条件下,能够启动蛋白质的翻译过程。

血小板具有多种生理特性,包括黏附、释放、聚集、收缩与吸附。

血小板与非血小板因子表面的结合为血小板的黏附特性。血小板在正常生理条件下与完整的血管内皮细胞不具有结合能力,但当血管内皮受损时,内皮下的胶原暴露。循环系统中的 vWF 与胶原能够识别结合。正常情况下 vWF 与血小板不能结合,以保证循环系统功能的正常发挥。vWF 与胶原结合后发生构象改变。构象改变的vWF 能够结合血小板膜表面表达的糖蛋白复合物 GPIb-IX-V。vWF 介导了血小板与损伤的血管内皮下胶原的结合。vWF 的缺失、胶原纤维的变性等情况下都会导致血小板的黏附能力受损,容易发生出血倾向。血小板膜蛋白 GPIb-IX-V 复合物缺乏则会导致巨大血小板综合征,导致血小板功能障碍,出血时间延长。

血小板受到刺激后能够将储存在血小板中的多种因子释放排出的现象即为血小板的释放特性。存在于血小板中的致密小体和 α 颗粒中的物质如 ATP、ADP、多种凝血因子等会从血小板中释放排出。除此之外,在刺激条件下,血小板当中的花生四烯酸(arachidonic acid,ARA)前体还会在环加氧酶(COX)等的作用下,即时合成血栓烷 A(thromboxane A)。血栓烷 A 能够引起血管的收缩,激活血小板,促进血小板的聚集,促进血栓形成。

血小板与血小板之间的相互结合即为血小板的聚集特性。由血小板上的糖蛋白整合素 $\alpha\text{II}b\beta3$ 与循环系统中可溶性的纤维蛋白原(fibrinogen)所介导。正常生理条件下,血小板整合素 $\alpha\text{II}b\beta3$ 处于静息状态,并不能与纤维蛋白原直接结合。在一系列细胞内整合素激活因子(如激活调控蛋白因子 Talin、Kindlin)和细胞外整合素激活因子(如钙离子)等的刺激作用下,血小板整合素发生构象改变,由折叠静息状态转变为直立激活态,从而能够与胞外的配体纤维蛋白原结合。纤维蛋白原以同源二聚体的形式存在。纤维蛋白原二聚体中的每一分子的纤维蛋白原都可以结合一个整合素分子,从而通过二价的纤维蛋白原将两个或多个血小板聚集在一起。

血小板的收缩特性指的是血小板能够使凝血块进一步回缩,析出血清。

血小板的吸附特性指血小板能够吸附血浆中的多种凝血因子,如血浆纤维蛋白原、凝血酶原、凝血因子Ⅶ、凝血因子Ⅸ和凝血因子Ⅹ等。血小板的吸附特性对于维持机体的正常生理功能具有重要作用。

2. 血小板的凝血功能

血小板在生理性凝血过程中起着至关重要的作用,凝血是在血管受损时形成凝血块以防止过度出血的过程。止血是一个极其复杂的过程,机体主要是通过在受损的血管中设置屏障来防止失血过多,这涉及多种细胞和分子的相互作用。

血管损伤后,血小板黏附在受损血管壁中暴露的胶原蛋白和其他蛋白质上,血小板表面糖蛋白受体和血管性血友病因子 vWF 等分子之间的相互作用促进了这种初始黏附。而血小板与胶原的间接黏附则进一步触发了血小板的活化。血小板发生形态改变,延伸突起形成伪足,并释放含有各种生物活性分子的致密体和 α 颗粒,包括腺苷二磷酸(ADP)、血小板活化因子(PAF)等,还会即时合成血栓素 A2(TXA2),进一步促进了血管收缩和血小板向血管损伤处的聚集以及血小板的活化,增强凝血反应。血小板整合素 αⅡ bβ3 受到细胞内外因子的严密调控作用而激活,从而能够与纤维蛋白结合,血小板形成聚集物和血凝块,发生血小板血栓,为一期止血。

血小板进一步通过启动凝血级联系统促进凝血进程。血小板磷脂暴露在细胞膜表面,为活化的血小板上的凝血因子创建支架,凝血因子在这个表面上发生活化,导致凝血级联反应的发生。纤维蛋白原是一种可溶性血浆蛋白,在凝血级联反应中可被活化的凝血酶水解转化为不溶性纤维蛋白。纤维蛋白形成网状结构,稳定血小板止血栓,为二期止血。

血小板进一步通过其收缩蛋白收缩引起血凝块回缩和强化,使血凝块变得更为坚实。血小板与纤维蛋白原一起形成稳定的结构,密封血管损伤部位。止血后,纤溶系统中的核心成分纤溶酶原(plasminogen)被激活转变为纤溶酶(plasmin),血栓中的纤维蛋白、纤维蛋白原和其他蛋白通过纤溶酶的作用最终被降解,凝血系统、抗凝系统和纤溶系统协同作用维持血管的稳态。血小板促进凝块收缩和稳定,其为纤维蛋白溶解提供了有效的框架。因此,血小板通过其黏附、活化、聚集、分泌和对凝血级联反应的促进作用,有效地促进血栓的形成,确保及时凝血以防止过度出血。

血小板数量减少或通过阿司匹林等抗血小板药物抑制血小板的功能均可导致生理性止血功能障碍。由于血小板表面受体数量众多,且受到多种细胞表面受体激动剂和抑制剂的调控,因此血小板在正常和病理状态下均易被激活,从而导致血栓并发症,如心血管疾病的发生。除了传统的危险因素,如年龄、血压、脂蛋白水平、糖尿病、体力活动、肥胖和压力外,最近的研究表明,血小板受体的多态性也对血小板功能产生影响。一些常见的血小板受体,如14A/T(PAR-1)、I-INS801A(P2Y12)和807C/T(GPIA)等的多态性,可能影响心血管疾病的发生发展,包括心肌梗死、深静脉血栓和急性冠状动脉综合征等。对血小板受体多态性遗传变异的理解将有助于揭示与生理和病理血小板活化和血栓形成相关的复杂分子机制。

除了血小板的凝血功能,血小板能够维持血管内皮的完整性。血小板黏附于损伤的血管内皮,能够直接修复受损的内皮细胞。血小板通过vWF与胶原黏附,从而黏附在受损内皮上,在血管内皮损伤区域形成临时密封结构,这可以防止血液进一步渗漏并有助于维持止血。损伤的血管内皮会释放多种血小板激活因子,活化血小板,血小板激活后从其致密体和α颗粒中释放各种生长因子和细胞因子。这些包括血小板源性生长因子(PDGF)、转化生长因子β(TGF-β)、血管内皮生长因子(VEGF)和白介素-1(IL-1)。这些因子协同促进内皮细胞的增殖和迁移,有助于受损内皮的修复。而且,活化的血小板α颗粒还能够释放血小板应答蛋白(thrombospondin, TSP)、纤连蛋白(fibronectin)、玻璃粘连蛋白（vitronectin）和 vWF 等，有助于在损伤部位形成临时细胞外基质成分，为内皮细胞的迁移提供了支架并能够促进其修复进程。血管内皮损伤后，损伤部位周围的血管内皮细胞能够发生增殖并迁移到损伤区域，修复内皮损伤。循环内皮细胞（CEC）和内皮祖细胞（EPC）受血管内皮损伤刺激因素的诱导，也能够聚集于血管受损处，参与血管内膜修复。血小板源性生长因子和细胞因子也在血管生成中发挥作用，这些因素可以刺激新血管的生成，有助于恢复受损组织的血流和氧气供应。血小板还具有调节内皮损伤后炎症反应的能力。血小板可以释放抗炎因子，有助于抑制炎症反应并促进组织愈合。

综上所述，血小板能够通过多个途径，包括血小板黏附、生长因子和细胞因子分泌、细胞外基质蛋白释放、促进内皮细胞增殖和迁移、血管生成和炎症调节机制等，帮助损伤后内皮进行修复和维持血管内皮完整性。因此，血小板数量减少时会导致毛细血管脆性增高，血管易破裂。

二、动脉血栓与深静脉血栓

血小板除了能够发挥正常的生理凝血功能外。在病理条件下，血小板在动脉血栓形成（arterial thrombosis）和深静脉血栓形成（deep venous throm-bosis）中发挥着关键作用。

1. 动脉血栓

长期的高脂、高胆固醇饮食，易引起血管发生动脉粥样硬化，动脉壁上有脂肪沉积或粥样斑块。动脉内的血流速度快，血流剪切力高,尤其是在血管狭窄处,血流为湍流,对血管内皮的剪切力更高。多种刺激因素的影响下如果导致斑块破裂或侵蚀,就会暴露出血管内皮下面的胶原蛋白,从而激活血小板。激活后的血小板黏附在斑块破裂处暴露的胶原蛋白上并聚集,形成富含血小板的凝血块。血小板激活还会导致多种物质的释放,包括血栓素 A2(TXA2),进一步促进血管收缩和血小板聚集并进一步募集循环血液中的血小板。聚集的血小板进一步启动凝血级联反应,纤维蛋白网状结构形成,聚集血小板及其他血细胞,从而形成血栓,阻碍动脉中的血流通过。形成的血栓足够大时甚至会导致动脉堵塞,堵塞血管下游组织的血流将明显减少或完全中断,从而引起组织缺血缺氧。如果血栓发生在重要的动脉血管,如冠状动脉,就会引起心肌梗死。如果血栓发生在颈部或脑部动脉,就会引起脑梗阻,危及生命健康。

2. 深静脉血栓

除了动脉血栓外,在人体的静脉,尤其是下肢深静脉也会因各种病理因素诱发血栓。静脉管壁薄,管腔粗,血流缓慢,发生血栓的机制也常与动脉血栓不同,除了血小板,免疫细胞在静脉血栓中也发挥着重要作用。静脉血栓的发生可以不伴随血管内皮损伤或血管破裂。静脉血栓由多种因素引起,中性粒细胞胞外陷阱(NET)是其中重要调控因素之一。NET 是由 DNA、组蛋白和激活的中性粒细胞释放的抗菌蛋白酶,如髓过氧化物酶(MPO)、嗜中性粒细胞弹性蛋白酶(NE)等组成的网状结构。虽然 NET 主要与免疫系统应对感染有关,但近年来的研究表明 NET 与多种疾病进程有关,包括深静脉血栓形成。深静脉血栓形成的诱因有静脉血流缓慢、静脉血流淤滞、内皮损伤和静脉血液高凝状态等,可以激活中性粒细胞并触发其 NET 的释放。NET 可以激活血小板及凝血级联反应,为凝血因子和血小板黏附和聚集提供支架,从而促进血栓的形成。NET 中的 DNA 链与凝血级联的因子结合,促进其激活并放大凝血酶生成过程。NET 的网状结构可以捕获血小板、红细胞和其他血液成分,形成致密的血栓凝块。同时,NET 内血细胞的滞留有助于血栓的形成。NET 中存在的组蛋白可导致内皮细胞损伤,进一步促进深静脉血栓形成。NET 可以刺激炎症反应,促进免疫细胞及促炎因子的释放,加剧内皮损伤,激活更多的中性粒细胞,加剧深静脉血栓形成。

综上所述,血小板在动脉血栓和深静脉血栓发生发展过程中俊具有重要的调控功能,但其重要性和作用机制具有显着的区别。血小板是动脉血栓形成的核心因素和启动因子,而在深静脉血栓形成过程中,炎症反应的发生先于血小板激活发挥作用,血小板是深静脉血栓形成的的辅助和促进因素。鉴于病理机制和血小板功能的不同,针对动脉血栓和深静脉血栓的抗血小板治疗策略也应充分考虑靶向功能特异性因素以增加治疗的有效性。

三、血小板的免疫功能和对癌症细胞转移的调控功能

1. 血小板的免疫功能

近年来的研究表明,血小板除了参与止血和血栓形成外,还可调控免疫系统,在疾病免疫反应中发挥重要功能。血小板与其前体巨核细胞能够协同修复血管损伤,诱导免疫反应,限制外部环境中病原

体的入侵。在病原体暴露、感染以及无菌组织损伤等情况下,血小板可与各种免疫细胞相互作用并激活免疫细胞。血小板可参与先天免疫过程,与先天免疫细胞相互作用。此外,血小板还能够调控适应性免疫,介导适应性免疫反应。

血小板的免疫功能的发挥依赖于血小板的前体巨核细胞,巨核细胞血小板谱系为机体在启动和协调病原体免疫反应中充当了第一响应者和免疫哨兵。

首先,血小板通过表达 Toll 样受体(TLR)充当循环哨兵,能够识别和有效清除病原体,或将其递呈给免疫细胞。

其次,活化的血小板分泌和表达多种促炎或抗炎分子,这些分子吸引并捕获循环白细胞,并将它们引导至炎症组织,从而参与炎症过程。

另外,血小板通过分泌分子,如 CD40 和 CD40L,直接影响适应性免疫反应。最新的研究表明,血小板及其母细胞巨核细胞具有摄取、处理并向 CD8$^+$ T 细胞呈递外源和自身抗原的能力,从而赋予这些 T 细胞直接改变适应性免疫反应的能力。在免疫反应过程中,内源性凝血途径因子 XII(FXII/F12)将血小板活化与凝血级联反应联系起来。血小板含有多聚磷酸盐,可以外化到血小板膜上,从而产生一个带负电荷的表面,触发 FXII 的激活。FXII 除了介导凝血外,还可通过激活凝血途径的接触系统,从而引发炎症或加速炎症的进程。

补体受体是先天免疫系统的一部分。近年来对血小板的研究表明,血小板具有补体受体,血小板上表达 C3a 和 C5a 的补体受体。血小板在多种疾病的炎症过程中与循环细胞和血管壁之间具有复杂的相互作用。血小板在参与止血和参与炎症两方面存在重叠的功能。它们与白细胞、免疫系统以及血栓形成的蛋白质发生相互作用,而这些相互作用受到已知受体之外的过程的调节,如 RNA 或线粒体的转移。这些相互作用对疾病产生直接影响,尤其在感染的不同阶段,血小板可能激活先天免疫和适应性免疫,但随着感染的进展,可能导致不受控制的内皮损伤和炎症,增加心血管风险。

综上所述,维持血小板的复杂激活状态对于调节血管稳态和免疫系统至关重要。

2. 血小板对癌症细胞转移的调控功能

血小板在癌症细胞血液转移中发挥重要作用。多种因素,如 Toll 样受体(TLR)、腺苷二磷酸(ADP)以及细胞外基质(ECM),能够激活血小板,引发其功能的改变。这一过程涉及血小板细胞表面受体的激活和多种信号转导通路的调控。激活的血小板诱导上皮-间充质相互作用(epithelial-mesenchymal interaction),促进癌症细胞从上皮转变为更具侵袭性的类型,促进癌症的进展。激活的血小板还能保护循环中的肿瘤细胞免受免疫监测,机制上可能通过抑制免疫细胞活性或改变肿瘤细胞表面的生物标志物实现。肿瘤细胞从原发灶脱离后进入血液循环,诱导血小板的活化、聚集,并形成微肿瘤血栓,血小板保护循环肿瘤细胞免受剪切应力和自然杀伤细胞(NK 细胞)的影响,创造了有利于肿瘤生存和发展的微环境。此外,血小板还通过促进肿瘤细胞黏附于血管内皮、促进血管生成、增加细胞外渗能力,参与肿瘤增殖和形成血小板衍生囊泡等途径促进肿瘤的转移。这些研究表明血小板在癌症细胞转移中具有多层次调控作用。细胞黏附分子(CAM)在循环肿瘤细胞与血小板相互作用中也发挥重要功能。血小板与其他细胞或分子的相互作用涉及复杂机制,深入理解血小板对癌症细胞转移的调控机制将有助于揭示癌症发展的复杂性，揭示微肿瘤血栓的形成及其在肿瘤血液转移中的作用可为癌症治疗提供新的靶点和策略。

四、血小板靶向抗栓药物

血小板在动脉粥样硬化中起到重要作用，当斑块损伤和破裂后，血小板被激活，进而导致动脉血栓形成，引起组织缺血缺氧，严重时甚至危及生命。血小板激活和代谢调控机制非常复杂，为许多抗血小板药物提供了利用不同机制干扰其代谢和功能的靶标。这些药物通过不同的机制抑制血小板聚集，从而预防血栓形成。

抗血栓药物分为抗血小板药物和抗凝疗法两大类，可以预防和治疗多种心血管疾病。

1. 抗血小板药物

抗血小板药物主要通过抑制血小板的聚集来减少血栓的形成。腺苷二磷酸（ADP）通过激活血小板整合素 $\alpha IIb\beta3$，促进其和纤维蛋白原结合诱导血小板聚集，并进一步通过作用于两种 G 蛋白偶联受体亚型介导血小板聚集。其中，腺苷二磷酸受体 P2Y1 与 Gq 偶联并动员细胞内钙离子介导血小板形状变化和聚集，而腺苷二磷酸受体 P2Y12 则与腺苷酸环化酶 cAMP 的抑制作用相偶联。腺苷二磷酸受体 P2Y12 是有效的抗血栓药物的靶向分子。常用的抗血小板药物氯吡格雷，即通过抑制血小板上的腺苷二磷酸受体 P2Y12 来抑制腺苷二磷酸介导的血小板整合素 $\alpha IIb\beta3$ 的活化以减少血小板聚集。另一

种抗血小板药物普拉格雷同样通过选择性抑制腺苷二磷酸受体
P2Y12来减少血小板活化和聚集，但普拉格雷在体内的代谢转化效
率更高，所以比氯吡格雷更有效。这些抗血小板药物可以降低血栓
的风险，但同时要保持血小板发挥正常的凝血功能就必须确保血小
板活化，抑制血小板活化和聚集会增加出血的风险，因此亟须找到能
够抑制血栓但不影响血小板凝血功能的新型抗血栓药物。

2. 抗凝疗法药物

抗凝疗法主要采用抑制凝血因子药物。常见的抗凝药物华法林
通过抑制维生素K的活性来减少凝血因子的合成，从而延长凝血时
间。在抗凝剂方面，直接靶向凝血因子的药物如达比加群等，则主要
通过抑制凝血因子Ⅱa（凝血酶）活性中心来发挥抗凝作用。利伐沙
班、阿哌沙班、依度沙班等侧重于通过抑制凝血因子Ⅹa发挥抗凝作
用。近年来，针对抗血栓药物的研究不断深入，新型抗血栓药物的研
发也取得了很大的进展。新型药物相较于传统药物具有更快的抗凝
作用和更小的患者间变异性。在抗血小板药物方面，如替格瑞洛等，
都具有更高的选择性和更强的抗血小板作用。新型药物的研发为患
者提供了更多的治疗选择。

阿司匹林通过不可逆地灭活环加氧酶（COX）来抑制血小板聚
集，而其他非甾体抗炎药和磺吡酮则引起环加氧酶（COX）的可逆的
剂量依赖性抑制。双嘧达莫通过提高血小板cAMP水平来抑制血小
板黏附和聚集。阿司匹林或阿司匹林和双嘧达莫联合治疗比磺吡酮
更有效。此外，阿司匹林可降低不稳定型心绞痛患者发生非致死性
心肌梗死的风险，并且联合双嘧达莫给药可显著改善主动脉冠状动

脉搭桥术后的移植物通畅性。阿司匹林还可以降低短暂性脑缺血导致男性卒中或死亡的可能性。

研究发现，半乳糖凝集素-3（Galectin-3）在炎症、动脉粥样硬化、心脏重塑和心肌纤维化等多种疾病中均表达上调。研究发现血浆中的半乳糖凝集素-3与心力衰竭密切相关，并且已被用作预测冠心病发生和缺血性脑卒中预后的生物标志物。已有研究表明半乳糖凝集素-3能够促进动脉粥样硬化的发展，可以通过激活成纤维细胞和内皮细胞，导致心脏重塑和心脏功能障碍。此外，半乳糖凝集素-3还可能对血小板产生直接影响。一些研究显示，半乳糖凝集素-3缺乏的小鼠能够抑制静脉血栓形成，而相反，给野生型小鼠注射重组半乳糖凝集素-3则能够促进静脉血栓的形成。半乳糖凝集素-3与人类冠心病以及动脉粥样硬化小鼠的血小板高反应性和体内血栓形成密切相关。机制研究还揭示了半乳糖凝集素-3通过激活Dectin-1/脾酪氨酸激酶（Syk）信号传导来增强血小板活化的潜在机制。此外，一些研究还提出针对半乳糖凝集素-3的特异性抑制剂TD139可能作为治疗血小板高反应性的新型治疗药物，其可以减少动脉血栓形成和心肌缺血再灌注损伤，而不增加出血风险。

他汀类药物是一类强效的降脂药物，主要通过抑制胆固醇的生物合成来降低胆固醇水平。临床试验显示，他汀类药物能够降低心肌梗死、中风和心血管死亡的风险，因此他汀类药物在临床上被广泛应用于具有心血管疾病风险的患者。大多数他汀类药物的临床试验主要针对稳定型动脉粥样硬化的患者，然而，基于动脉血栓和静脉血栓模型的一些数据表明，他汀类药物可能直接在动脉和静脉血栓形成模型中发挥抗血栓形成作用，而这种作用与其降低胆固醇水平无关,他汀类药物可能对多种止血途径具有抑制作用,包括血小板活化和凝血级联反应。因此,未来仍需要进一步的研究来充分揭示他汀类药物在抗血栓形成方面的作用及机制,以及其在临床实践中的效果。

深静脉血栓形成对患者的生活质量和身体健康构成严重威胁。目前,临床治疗中针对深静脉血栓治疗使用的抗凝药物存在靶向性差、药物渗透率低、出血风险高等缺点。研究人员利用血小板样生物靶向技术增强纳米药物在血栓中的递送和积累的有效性,并能够降低出血风险。已有研究利用血小板膜作为仿生载体,封装抗凝药物和其他治疗成分,以精准靶向血栓病变。例如,将聚吡咯(PPy)和利伐罗班(Riv,一种抗凝药物)共组装成血小板膜包被的纳米颗粒,能够通过血小板膜表面的糖蛋白受体,主动靶向损伤的血管和血栓,从而增强药物递送的特异性和靶向性。

血小板在生理性凝血和病理性血栓发生过程中具有许多共同的机制。所以在开发抗栓药物时尤其要注意出血的副作用。然而,目前有一些新出现的研究证据表明止血和血栓形成的分子和细胞机制是可以分离的,这为开发新型抗血栓治疗策略提供了可能。虽然目前临床上使用的抗血栓药物如抗血小板药物和抗凝药物与出血风险显著相关,但一些特定的分子事件可以抑制血栓形成,同时避免损害凝血功能。这些策略旨在为患者提供足够宽的治疗窗口,以在抑制血栓形成的同时不损害血小板的凝血功能。如阻断整合素 $\alpha M\beta 2$ 与GPIbα 之间的相互作用被认为是一个极具治疗潜力的药物靶点,因为它可以靶向选择性地抑制血栓形成,而不会明显损害凝血功能。然而,尽管这些新的发现为开发更安全、更特异和更有效的抗血栓药物提供了可能,但仍然需要进行大规模的临床试验,以确定这些新型药物是否比现有的抗血栓药物更为安全和有效。

血小板在肿瘤细胞的浸润与侵袭过程中发挥着重要功能。肿瘤细胞诱导的血小板聚集促进了血小板释放和分泌各种因子,从而为血管内和转移的癌细胞创造有利的微环境。肿瘤细胞诱导的血小板聚集创造癌细胞有利微环境的一种机制是通过血小板保护恶性肿瘤细胞免受先天免疫系统侵害并防止自然杀伤细胞介导的细胞死亡。血小板在激活和聚集时会分泌多种生长因子,这些生长因子可能会刺激癌细胞 PD - L1 的转录表达。其中,血管内皮生长因子(VEGF)和血小板源性生长因子(PDGF)是两种重要的生长因子,它们在诱导癌细胞诱导 PD - L1 表达中起着至关重要的作用,可能是通过信号转导及转录激活蛋白介导的信号传导。常见的抗血小板药物包括乙酰水杨酸、普拉格雷活性代谢物和依替巴肽等,它们可以抑制血小板诱导的癌细胞 PD - L1 的上调,从而促进针对癌细胞的适应性免疫细胞反应。因此除了抑制血栓的功能,抗血小板药物还可以应用于防止肿瘤细胞的免疫逃逸反应,这一点未来可能在癌症治疗中用于免疫检查点抑制剂的辅助治疗。

血小板是体内重要的血细胞之一,主要由骨髓中的巨核细胞产生。血小板不仅与动脉、静脉内生理止血和病理血栓形成有关,还与其他生理和病理生理过程如免疫反应、肿瘤的侵袭转移等密切相关。已有大量研究证实血小板参与血栓形成和凝血,目前多组学方法与血小板功能检测相结合极大地促进了对血小板相关出血性疾病遗传因素的理解,获得了参与血小板止血功能的多个调控基因信息,例如那些编码受体和信号转导或分泌蛋白的基因信息。血小板可以通过释放生长因子、趋化因子、凝血因子、RNA 和形成细胞外囊泡等多种途径来发挥功能。血小板通过其与活化的内皮、白细胞及凝血因子功能性相互作用来促进血栓炎症过程。在病理条件下,血小板可以积极地启动以达到预激活状态。在发炎的血管壁处,血小板与白细胞和凝血系统相互作用,介导血栓炎症。目前的抗血小板疗法常会导致出血等副作用,仍需开发针对血小板但不影响其凝血功能的新型治疗手段。例如,针对血小板特定的相互作用或特定激活调控可能有助于减少出血风险;针对血小板相互作用或激活的药物可能有助于预防血栓形成;针对炎症反应的药物可能有助于减轻炎症反应对血小板的影响。总之,针对血小板的治疗策略需要综合考虑多种因素,以实现最佳的治疗效果。

课后思考题

1. 简述血小板的特征及血小板在血液中的主要功能。
2. 简述血小板在止血过程中的作用和机制。
3. 简述血小板在血管内皮损伤修复中的作用和机制。
4. 简述血小板如何调控血栓形成以及防治血栓的抗血小板治疗策略。
5. 简述血小板参与免疫调控的作用和机制。
6. 简述血小板参与肿瘤细胞的侵袭和转移的作用和机制。
7. 简述抗血小板药物的作用靶点和分子机制。

本章参考文献

[1] A Asgari, G Lesyk, E Poitras, et al. Platelets stimulate programmed death-

ligand 1 expression by cancer cells: inhibition by anti-platelet drugs. *J Thromb Haemost*. 2021, 9(11): 2862 - 2872.

[2] A Scridon. Platelets and Their Role in Hemostasis and Thrombosis-From Physiology to Pathophysiology and Therapeutic Implications. *Int J Mol Sci*. 2022, 23(21): 12772.

[3] A Zufferey, P Fontana, JL Reny, et al. Platelet proteomics. *Mass Spectrom Rev*. 2012, 31(2): 331 - 51.

[4] AJ Moroi, SP Watson. Impact of the PI3-kinase/Akt pathway on ITAM and hemITAM receptors: haemostasis, platelet activation and antithrombotic therapy. *Biochem Pharmacol*. 2015, 94(3): 186 - 94.

[5] AT Franco, A Corken, J Ware. Platelets at the interface of thrombosis, inflammation, and cancer. *Blood*. 2015, 126(5): 582 - 8.

[6] C Gutmann, A Joshi, M Mayr. Platelet "-omics" in health and cardiovascular disease. *Atherosclerosis*. 2020, 307: 87 - 96.

[7] D B Brewer, Schultze Max (1865) G. Bizzozero (1882) and the discovery of the platelet. *Br J Haematol*. 2006, 133(3): 251 - 8.

[8] D Varon, E Shai. Platelets and their microparticles as key players in pathophysiological responses. *J Thromb Haemost*. 2015, Suppl 1: S40 - 6.

[9] E F Plow, Y M Wang, D I Simon. The search for new antithrombotic mechanisms and therapies that may spare hemostasis. *Blood*. 2018, 131(17): 1899 - 1902.

[10] E Khodadi, Platelet Function in Cardiovascular Disease: Activation of Molecules and Activation by Molecules. *Cardiovasc Toxicol*. 2020, 20 (1): 1 - 10.

[11] E Mammadova-Bach, J, Gil-Pulido, E Sarukhanyan, et al. Platelet glycoprotein VI promotes metastasis through interaction with cancer cell-derived galectin-3. *Blood*. 2020, 135(14): 1146 - 1160.

[12] F Violi, C Calvieri, D Ferro, et al. Statins as antithrombotic drugs. *Circulation*. 2013, 127(2): 251 - 7.

[13] G, Hollopeter, H M Jantzen, D Vincent, et al. Identification of the platelet ADP receptor targeted by antithrombotic drugs. *Nature*. 2001, 409 (6817): 202 - 7.

[14] J L Mega, T Simon. Pharmacology of antithrombotic drugs: an assessment of oral antiplatelet and anticoagulant treatments. *Lancet*. 2015, 386 (9990): 281 - 91.

[15] J S Huang, X Li, X F Shi, et al. Platelet integrin α IIb β 3: signal transduction, regulation, and its therapeutic targeting. *J Hematol Oncol*. 2019, 12(1): 26.

[16] J Yeung, W Li, M Holinstat. Platelet Signaling and Disease: Targeted Therapy for Thrombosis and Other Related Diseases. *Pharmacol Rev*. 2018, 70(3): 526 - 548.

[17] L Repsold, AM Joubert. Platelet Function, Role in Thrombosis, Inflammation, and Consequences in Chronic Myeloproliferative Disorders. *Cells*. 2021, 10 (11): 3034.

[18] L Zhou, Z Zhang, Y Z Tian, et al. The critical role of platelet in cancer progression and metastasis. *Eur J Med Res*. 2023, 28(1): 385.

[19] M Haemmerle, RL Stone, DG Menter et al. The Platelet Lifeline to Cancer: Challenges and Opportunities. *Cancer Cell*. 2018, 33(6): 965 - 983.

[20] M Holinstat. Normal platelet function. *Cancer Metastasis Rev*. 2017, 36(2): 195 - 198.

[21] M Leslie. Cell biology. Beyond clotting: the powers of platelets. *Science*. 2010, 328(5978): 562 - 4.

[22] M Huang, L Wang, Q Zhang, et al. Interleukins in Platelet Biology: Unraveling the Complex Regulatory Network. *Pharmaceuticals (Basel)*. 2024, 17(1): 109.

[23] M Koupenova, A C Livada, C N Morrell. Platelet and Megakaryocyte Roles in Innate and Adaptive Immunity. *Circ Res*. 2022, 130(2): 288 - 308.

[24] M Koupenova, B E Kehrel, H A Corkrey, et al. Thrombosis and platelets: an update. *Eur Heart J*. 2017, 38(11): 785 - 791.

[25] M Koupenova, L Clancy, H A Corkrey, et al. Circulating platelets as mediators of immunity, inflammation, and thrombosis. *Circ Res*. 2018, 122(2): 337 - 351.

[26] M Mezger, H Nording, R Sauter, et al. Platelets and immune responses during thromboinflammation. *Front Immunol*. 2019, 10: 1731.

[27] M Rodrigues, N Kosaric, CA Bonham, et al. Wound Healing: A Cellular Perspective. P*hysiol Rev*. 2019, 99(1): 665 - 706.

[28] M Schlesinger. Role of platelets and platelet receptors in cancer metastasis. *J Hematol Oncol*. 2018, 11(1): 125.

[29] MJ Barrer, N Ellison. Platelet function. *Anesthesiology*. 1977, 46(3): 202 - 11.

[30] P E J Van der Meijden, J W M Heemskerk. Platelet biology and functions: new concepts and clinical perspectives. *Nat Rev Cardiol*. 2019, 16(3): 166 - 179.

［31］ P Scarani，P Zanarini. A further object of controversy：giulio bizzozero and the discovery of platelets. *Pathologica*. 1999，91(5)：412－3.

［32］ Q Y Shi，T Ji，X D Tang，et al. The role of tumor-platelet interplay and micro tumor thrombi during hematogenous tumor metastasis. *Cell Oncol（Dordr）*. 2023，46(3)：521－532.

［33］ R Grozovsky，KM Hoffmeister，H Falet. Novel clearance mechanisms of platelets. *Curr Opin Hematol*. 2010，17(6)：585－9.

［34］ R Szelenberger，M Kacprzak，M Bijak，et al. Blood platelet surface receptor genetic variation and risk of thrombotic episodes. *Clin Chim Acta*. 2019，496：84－92.

［35］ S Gupta，A Braun，M，Morowski，et al. CLP36 is a negative regulator of glycoprotein VI signaling in platelets. *Circ Res*. 2012，111(11)：1410－20.

［36］ S Makhoul，K Trabold，S Gambaryan，et al. cAMP- and cGMP-elevating agents inhibit GPIbα-mediated aggregation but not GPIbα-stimulated Syk activation in human platelets. *Cell Commun Signal*. 2019，17(1)：122.

［37］ T Petzold，Z Zhang，I Ballesteros，et al. Neutrophil "plucking" on megakaryocytes drives platelet production and boosts cardiovascular disease. *Immunity*. 2022，55(12)：2285－2299.e7.

［38］ V Tutwiler，RI Litvinov，AP Lozhkin，et al. Kinetics and mechanics of clot contraction are governed by the molecular and cellular composition of the blood. *Blood*. 2016，127(1)：149－59.

［39］ W H. Brown. The histogenesis of blood platelets. *J Exp Med*. 1913，18(3)：278－86.

［40］ Y F Chen，W R Fu，Y B Zheng，et al. Galectin 3 enhances platelet aggregation and thrombosis via Dectin-1 activation：a translational study. *Eur Heart J*. 2022，43(37)：3556－3574.

［41］ Y Sakurai，JL Fitch-Tewfik，Y Qiu，et al. Platelet geometry sensing spatially regulates α-granule secretion to enable matrix self-deposition. *Blood*. 2015，126(4)：531－8.

［42］ Y T Liu，Y Zhang，Y Ding，et al. Platelet-mediated tumor metastasis mechanism and the role of cell adhesion molecules. *Crit Rev Oncol Hematol*. 2021，167：103502.

［43］ Z N Zhao，X D Li，Y Wang，et al. Biomimetic platelet-camouflaged drug-loaded polypyrrole for the precise targeted antithrombotic therapy. *J Nanobiotechnology*. 2023，21(1)：439.

第四章
细胞外囊泡与心血管健康

杨婷婷

本章学习目标

1. 全面了解细胞外囊泡的核心概念和结构特征；

2. 深刻理解细胞外囊泡在心血管健康中的生理作用；

3. 系统性地掌握细胞外囊泡与心血管疾病的紧密关联；

4. 全面了解细胞外囊泡在心血管诊断中的潜在应用。

    细胞外囊泡的研究如同一场心灵的探索，它为人们打开了细胞之间微妙互动的神秘之门。正如古人云："千里之行，始于足下。"在这个科技日新月异的时代，人们不仅需要探寻科技的深远，更需要怀揣谦逊和刻苦的品性。细胞外囊泡的研究，从对细胞通讯的解密到对心血管健康的贡献，都散发着前所未有的希望。它犹如微小的使者，传递着细胞的奇迹，调节着生命的和谐。

    然而，细胞外囊泡研究也伴随着一系列伦理和法律的问询。古训言"行己有耻",在追寻细胞外囊泡奥秘的征途上不能忽视伦理和法治的边界,需谨防伦理风险。细胞外囊泡研究,是一场冒险,需要人们以道德和法治的指引,不仅要在科技的边缘寻找创新,更要在伦理和法治的大道上保持操守。

一、细胞外囊泡与心血管健康概述

在微观世界的探索中,细胞外囊泡(extracellular vesicle)作为微小的信息传递者引发了科学家们的浓厚兴趣。这些小型囊泡携带着多种生物分子,如蛋白质、核酸和脂质,通过细胞间传递信息。

近年来,细胞外囊泡的研究揭示了其在细胞通讯、生理平衡和疾病调控中的重要角色。心血管系统作为人体生命的支柱,通过泵血为全身输送氧和养分。然而,现代生活方式的改变导致心血管疾病患者不断增加,心血管疾病已成为全球健康的焦点。科学家们开始关注细胞外囊泡是否与心血管健康密切相关,是否能成为预防和治疗心血管疾病的新途径。细胞外囊泡的研究拓展了人们对细胞间通讯的理解,揭示了其可能参与血管生理学的调节、影响心脏疾病的发展,并或将成为新型的生物标志物。穿越细胞膜的深度剖析将揭示细胞外囊泡如何通过携带生物信息来调节血管生理学、参与心脏疾病的发展,这不仅是对细胞通讯的深度剖析,也是对心血管健康领域的一次前瞻性探索。通过深入理解细胞外囊泡与心血管健康的关系,人们有望为未来的个性化医疗和精准治疗提供新的视角。这一微小结构可能成为维护人体健康的关键组成部分,为心血管疾病的预防和治疗带来新的可能。

二、细胞外囊泡和心血管系统

1. 细胞外囊泡的基本概念

细胞外囊泡作为细胞间通讯的新兴角色,是一种微小而功能强大的囊泡,其直径通常在 30—150 nm 之间。这些囊泡主要由脂质双层包裹,内含丰富多样的生物分子,如蛋白质、核酸(包括 RNA 和 DNA)以及各类细胞信号分子。细胞外囊泡广泛存在于多种细胞类型中,包括但不限于白细胞、上皮细胞、神经细胞等,且能够在生理和病理条件下释放到细胞外环境。细胞外囊泡的形成涉及多个复杂的生物学过程。最初,内源性分子如蛋白质、核酸等会在细胞内形成小囊泡,这些小囊泡被称为内体(endosome)。内体在经过一系列的成熟和调节过程后,与质膜发生融合后或直接通过细胞膜,释放至细胞外基质(图 4.1)。

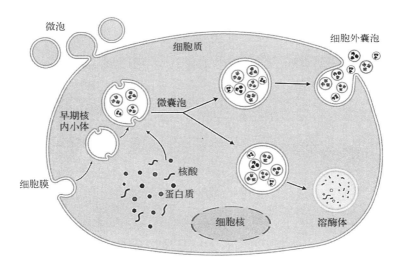

图 4.1　细胞外囊泡的形成(使用 Biorender 创建)

细胞外囊泡的核心特性在于其携带的多种生物分子能够在细胞之间进行信息交流。微 RNA（microRNA，miRNA）通过影响基因表达在这一过程中发挥了关键作用，而囊泡内的蛋白质和其他活性分子则在调控细胞行为和促进细胞间协作中扮演了重要角色。这种由细胞外囊泡介导的信息交流机制对于维持细胞稳态、支持发育进程、调节免疫功能以及推动疾病的发生与发展具有重要的生理与病理意义。在免疫学领域，细胞外囊泡也被认为是一种重要的免疫调节介质。它们能够携带抗原、免疫调节蛋白质等物质，通过细胞间的细胞外囊泡释放，影响免疫细胞的活性和免疫应答，从而在免疫调节中发挥重要作用。总的来说，细胞外囊泡作为一种微小而多功能的细胞间通讯媒介，扮演着维持细胞内外平衡、调控生理过程、参与病理调节的重要角色。

2. 心血管系统的功能和结构

心血管系统作为人体一个复杂而精密的系统，其结构和功能的协调工作对于维持生命至关重要。

心脏是这一系统的核心，被分为左右两个心房和左右两个心室。这四个腔室通过心瓣膜的协调工作，精准地控制着血液的流向，确保在身体内部的循环中保持单向流动。心脏的收缩和舒张以及心瓣膜的开闭过程构成了心脏的完美协奏曲。左心房接收含有氧气的血液，通过左心室将其推送到全身动脉系统。右心房则接收含有二氧化碳的血液，通过右心室将其送至肺动脉，完成心血管系统中的循环过程。

血管系统则包括动脉、静脉和毛细血管。动脉是血液离开心脏的管道,将充满氧气和养分的血液输送到全身各部分。这些动脉分支络绎不绝,将血液有效地分送到每一个细胞。静脉则负责将含有代谢废物和二氧化碳的血液从组织带回心脏,准备再次进行氧气和养分的补给。而毛细血管是血管系统中的微小通道,通过其薄而丰富的血管壁促使气体和物质的交换,确保细胞得到所需的氧气和养分,同时将代谢产物和废物有效地排除。

心血管系统具有多重重要功能,其中之一是运输氧气和养分。心脏通过动脉将富含氧气的血液送达身体各个角落,满足组织和器官的代谢需求。同时,静脉系统将含有二氧化碳和废物的血液带回心脏,随后通过肺部进行气体交换,将二氧化碳等排出体外。心脏的周期性收缩和舒张维持了血液循环,确保了血液的持续流动。

此外,心血管系统还承担了调节血压的任务。心脏通过推动血液的力度和速度来维持合适的血压水平,以确保全身各部分都能够得到足够的血液供应。

心血管系统的另一个重要功能是其参与水盐平衡的调控。血液中的盐分和水分浓度对于维持正常的细胞功能和体内化学反应至关重要。心血管系统通过调整肾脏的水分排泄和重吸收来维持血液中的水分和盐分的平衡。这种平衡不仅对血浆渗透性和血容量的调控起着重要作用,还直接关系到细胞的稳定环境。

另外,心血管系统在激素传递方面也发挥关键作用。激素是由内分泌腺分泌的化学物质,它们通过血液传递到目标组织,调节和协调多种生理过程。心血管系统作为激素的主要传递通道,确保了激素能够迅速而准确地到达需要的目标组织,参与调节新陈代谢、生长发育、免疫反应等多个方面的生理活动。

免疫功能也是心血管系统众多功能中的一部分,白细胞等免疫细胞通过血液传播,提供了对抗外部病原体和感染的支持,心血管系统的畅通有序确保了免疫细胞迅速到达感染部位,促进了免疫反应的及时进行。

总之,心血管系统扮演着人体生理活动中的核心角色,其多重功能相辅相成,确保了身体的正常运行。它不仅是一个输送和分配营养的网络,同时也具备维持体内平衡和抵抗外部威胁的重要功能。它是一个复杂而协调的系统,通过多种方式维持着机体内部环境的稳定和各个系统之间的协调。这一系统的健康与否对人体整体的生理状态和免疫功能都有着深远的影响。

三、细胞外囊泡在心血管健康中的作用

1. 细胞外囊泡与血管生理学

细胞外囊泡参与了多种血管生理学过程,其中包括血管内皮细胞的功能维持、血管舒缩调控、血液凝固和血管新生等方面。

首先,细胞外囊泡通过携带血管内皮细胞源性的生长因子、细胞黏附分子和抗炎蛋白等物质,参与了血管内皮细胞的修复和再生。这对于保持血管壁的完整性和功能至关重要。

其次,细胞外囊泡在血管舒缩调控中也发挥了关键作用。一些细胞外囊泡中含有生物活性分子,如微小 RNA(miRNA),它们能够通过调控基因表达,影响血管平滑肌的舒缩状态,从而调节血管直径。这种调控对于维持血管的生理功能和血压的稳定至关重要。

另外,细胞外囊泡还与血液凝固过程密切相关。一些研究表明,细胞外囊泡能够携带凝血因子和调控凝血酶的物质,参与并调控血液的凝固状态。这对于维持血管内血栓形成的平衡至关重要,有助于预防血栓性疾病的发生。最后,细胞外囊泡还参与了血管新生过程。它们能够通过携带血管新生相关的生长因子,促进血管内皮细胞的增殖和血管形成,对于组织修复和再生起到了积极的作用。

综上所述,细胞外囊泡在血管生理学中的作用是多方面的,涵盖了血管结构、功能和修复等。对细胞外囊泡的深入研究有望为未来的血管疾病治疗和预防提供新的视角和策略。

2. 细胞外囊泡在心脏健康中的调节作用

近年来的研究表明,细胞外囊泡在维持心脏健康中发挥着关键的调节作用。这些微小的囊泡通过胞吞作用被心脏细胞摄取,从而在细胞之间进行信息传递,影响心脏的结构和功能。

首先,细胞外囊泡参与了心脏的炎症调控。炎症是许多心脏疾病的共同特征,而细胞外囊泡中的一些生物分子具有抗炎作用。这些细胞外囊泡可通过传递抗炎蛋白质和 miRNA 等分子,抑制心脏组织中的炎症反应,减轻心脏损伤。

其次,细胞外囊泡对心脏细胞的凋亡和增殖具有调节作用。在心脏病理状态下,细胞凋亡和增殖失衡可能导致心脏组织的损伤。细胞外囊泡中的生物分子能够调控心肌细胞的生存和增殖信号通路,维持正常的细胞代谢平衡,有助于防止心脏组织的进一步损伤。

最后,细胞外囊泡还参与了心血管系统的血管生成和修复过程。

一些细胞外囊泡中携带的生长因子和血管生成相关蛋白质可以促进新血管的形成,有助于改善心脏的血液供应。在心脏疾病或缺血性损伤中,细胞外囊泡可促进血管内皮细胞的再生和修复,有助于缺血再灌注损伤的恢复。

总之,细胞外囊泡在心脏健康中的调节作用是多方面的,涉及炎症调控、细胞凋亡和增殖平衡,以及血管生成和修复等多个方面。

3. 细胞外囊泡与动脉粥样硬化的关系

动脉粥样硬化是最常见的血管疾病之一,也是心肌梗死和中风的根本原因之一。动脉粥样硬化通常以内皮细胞损伤、炎性细胞和血管平滑肌细胞(VSMC)的聚集,以及细胞外脂质和纤维组织的沉积为特征。

内皮功能障碍被认为是动脉粥样硬化的早期标志。一般来说,内皮细胞对受损刺激,如炎症刺激和高脂血症,具有很强的适应性。受损的内皮细胞会被迅速增殖的内皮细胞替代。然而,随着损伤刺激的持续存在,内皮细胞会发生凋亡和坏死。动脉粥样硬化通常发生在纵向流紊乱的情况下,导致内皮细胞损伤,随之而来的是慢性炎症和血管平滑肌细胞增殖。在某些病理条件下,血管壁细胞被激活并高度增殖,导致动脉壁的增厚和硬化。活化的血管平滑肌细胞在动脉粥样硬化的进展中发挥着重要作用。因此,预防内皮细胞和血管平滑肌细胞功能障碍可能降低与动脉粥样硬化相关的疾病风险,并为动脉粥样硬化提供一种新的预防和治疗方法。

细胞外囊泡中的 miRNA 在动脉粥样硬化中发挥重要作用,并介导细胞间通讯。比如，由剪切力刺激诱导的 *KLF2* 介导的人脐静脉内皮细胞释放的细胞外囊泡富集了 miR - 143/145，这些 miRNA 控制了共培养平滑肌细胞中靶基因的表达。内皮细胞过表达 *KLF2* 产生的细胞外囊泡可减少小鼠中主动脉硬化损伤的形成。此外，根据越来越多的研究发现，间充质干细胞（MSC）分泌的细胞外囊泡 miRNA 具有抗动脉粥样硬化的效果。例如，对高脂饮食小鼠尾静脉注射来自间充质干细胞的细胞外囊泡治疗 12 周后，发现间充质干细胞分泌的细胞外囊泡迁移到动脉粥样斑块附近并停留在巨噬细胞附近。间充质干细胞细胞外囊泡减少了小鼠中的动脉粥样斑块面积，大大减少了巨噬细胞对斑块的浸润，并诱导了巨噬细胞极化为 M2 型。

此外，由细胞外囊泡介导的内皮细胞与巨噬细胞之间的相互作用在动脉粥样硬化的发病机制中发挥着重要作用。脂肪源性间充质干细胞释放的细胞外囊泡 miR - 342 - 5p 对内皮细胞具有抗动脉粥样硬化的效果。内皮细胞受氧化低密度脂蛋白的处理导致内皮细胞中细胞外囊泡 miR - 155 水平升高，细胞外囊泡 miR - 155 能够使巨噬细胞极化为 M2 型细胞，从而抑制炎症反应。

然而，细胞外囊泡中的一些成分具有双重作用，既可能抑制动脉粥样硬化的发生，也可能促进此过程。比如，某些细胞外囊泡通过传递炎症相关的蛋白质和 miRNA 等分子，可能激发血管壁的炎症反应，导致内皮细胞损伤和炎性细胞浸润，从而加速动脉硬化的发展。

以往研究发现，内皮细胞损伤时释放的细胞外囊泡 miR - 92a 在动脉粥样硬化期间增加，细胞外囊泡 miR - 92a 被局部微环境中的巨噬细胞摄取，并通过有针对性地调控 *KLF4* 来激活巨噬细胞，参与动脉粥样斑块的形成。另外，在平滑肌细胞中 *KLF5* 的过表达促进了 miR‐155 的表达，并作用于相邻的内皮细胞，从而破坏了内皮细胞之间的紧密连接和内皮屏障的完整性，导致动脉粥样硬化的发生。

细胞外囊泡也与胆固醇代谢和沉积有关。一些细胞外囊泡中的脂质成分可能影响胆固醇的运输和代谢，导致胆固醇在血管壁内沉积。这种胆固醇沉积是动脉硬化形成斑块的一个重要步骤，形成动脉粥样斑块，增加血管阻力，影响血流通畅。细胞外囊泡还涉及血管平滑肌细胞的增殖和迁移。在动脉硬化的过程中，受损的内皮细胞会释放细胞外囊泡，这些细胞外囊泡中携带的生长因子和信号分子可能促使血管平滑肌细胞增殖和迁移，导致斑块的形成和动脉壁的增厚。深入研究细胞外囊泡在动脉粥样硬化中的作用机制，有助于更好地理解动脉粥样硬化的发病过程，并为未来的预防和治疗提供新的靶点和策略。

四、细胞外囊泡与心血管疾病的关联

1. 细胞外囊泡在心脏病、高血压等疾病中的作用

目前，心肌梗死（MI）和心力衰竭（HF）是全球范围内心脏病发生和猝死的主要原因。

心肌梗死是由心肌缺血引起的，缺血后的心肌再次得到血液供应（再灌注），导致心肌组织的再灌注损伤。在心肌梗死及随后的心力衰竭过程中，心肌细胞经历重塑，如心肌细胞凋亡、胞外基质蛋白

增加、纤维化、心肌细胞肥大等。因此,修复心肌细胞和逆转心肌重塑是治疗心力衰竭的关键。细胞外囊泡在心肌细胞保护、炎症调控和血管修复等方面发挥了积极作用。研究发现,源自间充质干细胞细胞外囊泡中的 miR-125b、miR-21a-5p、miR-21a-5p 和 miR-144 可有效减小心肌梗死面积,改善心肌细胞凋亡和自噬并促进心肌细胞的修复。

某些类型的细胞外囊泡中携带的生长因子和抗炎蛋白质能够通过细胞间的信息传递,促进心肌细胞的生存和增殖,有助于减轻心脏损伤。例如,含有细胞外囊泡的间充质干细胞和心脏祖细胞(CPC)可以影响心脏成纤维细胞和心肌细胞的增殖、存活和分化。

另有研究表明,间充质干细胞和心脏祖细胞衍生的细胞外囊泡可以增强内皮细胞的迁移、减少纤维化、刺激血管生成和心肌细胞增殖,从而用新生成的功能性心肌细胞取代受损的心脏组织。研究人员进一步发现,在心肌缺血再灌注损伤过程中,缺氧再氧化(H/R)显著增加了心脏成纤维细胞(CF)中的细胞外囊泡分泌,细胞外囊泡中 miR-423-3p 通过靶向 *RAP2C* 提高了 H2C9 细胞的存活并减少了凋亡,从而保护 H9C2 细胞免受缺氧再氧化损伤。

细胞外囊泡也参与了心脏组织中的炎症调控。细胞外囊泡可通过传递抗炎分子调节免疫反应,减少炎症对心脏的负面影响。比如,在心肌梗死后的小鼠心脏中观察到 miR-155 水平升高,特别是在心脏成纤维细胞和巨噬细胞中。但是,pri-miR-155 仅在巨噬细胞而不是从梗死心脏分离的心脏成纤维细胞中被上调,这表明巨噬细胞产生了含有 miR-155 的细胞外囊泡,这些细胞外囊泡随后可能被心脏成纤维细胞吸收,进一步降低心脏成纤维细胞的增殖,同时由于

Sos1 和 *Socs1* 的下调，心脏成纤维细胞中炎症细胞因子表达增加，促使心脏损伤的发生。

在高血压等疾病中，细胞外囊泡也扮演着关键的调节角色。高血压常伴随着血管壁的损伤和炎症反应，而一些细胞外囊泡中的抗炎蛋白质和 miRNA 等分子可以调控炎症反应，减轻血管损伤。与高血压相关的研究表明，细胞外囊泡中 miR－132 在调节血管紧张性和心血管稳态中发挥作用，可能通过影响血管内皮细胞的功能和血管壁的炎症反应来参与高血压的发展。细胞外囊泡中 miR－21 和 miR－155 可能通过影响心脏和血管的纤维化、炎症反应和细胞增殖等途径，参与高血压的发展。另外，细胞外囊泡中的血管紧张素Ⅱ（angiotensin Ⅱ）含量在高血压患者中升高，这是一个强烈的血管收缩剂，可能通过直接作用于血管平滑肌细胞，引起血管紧张性的增加。除了细胞外囊泡中的 miRNA 发挥功能外，Endothelin－1 是一种在细胞外囊泡中发现的蛋白质，与血管紧张性和炎症反应密切相关。其在高血压的发展中起到一定的调节作用。同时，细胞外囊泡的调节作用还会对血管内皮细胞的功能产生影响，能够帮助维持血管的弹性和正常的内皮功能，这对于降低血管阻力、改善血管通透性具有积极的影响，有助于控制高血压的发展。

2. 细胞外囊泡作为生物标志物的潜在应用

细胞外囊泡作为生物标志物在医学领域中具有巨大的潜在应用，其多样性的组分和来源使其成为疾病诊断、预测和监测的理想候选。

在癌症中，细胞外囊泡在早期诊断方面显示出巨大潜力。癌细胞释放大量的细胞外囊泡,其中携带有与癌症相关的蛋白质、核酸和其他生物分子。通过分析细胞外囊泡中的这些特异性成分,可以实现对癌症类型、病程和预后的准确诊断。由于细胞外囊泡可以在血液、尿液等体液中检测到,因此可以通过非侵入性的方式进行快速有效筛查,为早期治疗提供了可能。

其次,细胞外囊泡也在神经系统疾病的诊断和监测中显示出潜在价值。例如,阿尔茨海默病患者的细胞外囊泡中含有与该疾病相关的 Tau 蛋白和 β 淀粉样蛋白,这可以作为潜在的生物标志物用于早期诊断和病程监测。类似地,帕金森病、脑卒中等神经系统疾病也与细胞外囊泡的改变有关。因此,以细胞外囊泡作为潜在的生物标志物,或可为这些神经系统疾病的诊断提供新的思路。

此外,细胞外囊泡作为心血管疾病的生物标志物也备受关注。心脏细胞释放的细胞外囊泡中可能携带有与心脏健康相关的信息,例如特定的蛋白质或 miRNA。通过分析细胞外囊泡的组分,可以更准确地评估患者的心血管风险,并实现对心脏病的早期预测和监测。

3. 细胞外囊泡与血栓形成的关系

细胞外囊泡参与了血液凝固的调控。一些研究表明,细胞外囊泡中的一些成分可以影响血小板的活性和凝血因子的功能。

细胞外囊泡通过携带凝血相关的分子,如组织因子和磷脂酰丝氨酸,能够在血液中诱导凝血反应的启动,促使血小板聚集和纤维蛋白形成,从而促进血栓的形成。细胞外囊泡也涉及血管内皮细胞的功能调控。血管内皮细胞是维持血管通透性和抗凝状态的关键细胞。一些细胞外囊泡中携带的生长因子和抗凝蛋白质,如抗凝血酶、组织型纤溶酶原激活抑制剂(tPAI－1)等,具有抑制凝血反应和促进纤溶的作用,有助于维持血管内皮的正常功能,减少血栓形成的风险。

细胞外囊泡还参与炎症反应和血管损伤的过程。炎症和损伤是血栓形成的重要诱因,而细胞外囊泡中携带的炎症相关分子和生长因子可以影响血管壁的稳定性,导致血管内膜损伤,从而激发血栓形成的级联反应。

五、未来的研究和临床应用

1. 细胞外囊泡研究的前沿进展

细胞外囊泡领域的研究在医学科学中蓬勃发展,为人们揭示了许多令人振奋的前沿进展。在癌症研究中,细胞外囊泡的角色变得愈发引人关注。研究人员发现,癌细胞释放的细胞外囊泡中携带有一系列促进肿瘤生长和扩散的信号分子,从而为肿瘤的侵袭性和抗药性提供了新的解释。这不仅为癌症的发病机制提供了更深层次的理解,也为设计更有效的治疗策略打开了新的方向。

在神经科学领域,细胞外囊泡的研究开启了对神经系统复杂调控机制的解析。细胞外囊泡与神经元之间的信息传递密切相关,参与了突触的形成和维持。更为重要的是,在神经系统疾病的研究中,细胞外囊泡的涉及为研究人员提供了全新的方向。例如,在阿尔茨海默病等神经退行性疾病中,细胞外囊泡的异常释放与病理过程紧密相关,这为神经系统疾病的早期诊断和治疗带来了潜在的突破口。

同时,细胞外囊泡在免疫学领域的研究也为人们提供了许多宝贵的信息。细胞外囊泡通过携带抗炎蛋白、miRNA 等分子,调节免疫细胞的活性,影响免疫系统对抗病原体的应答。这为深入理解自身免疫性疾病、炎症性疾病的发病机制提供了新的途径。通过研究细胞外囊泡在免疫调节中的作用,或许能够开发更具针对性和有效性的免疫治疗方法。

在心血管学方面,细胞外囊泡的研究不仅揭示了其对心血管疾病的调节作用,还为未来的治疗方案提供了新的思路。细胞外囊泡通过携带特定生物分子影响心脏和血管的功能,为心血管疾病的早期预测和个体化治疗带来了新的机会。这不仅有助于更好地理解心血管疾病的发生机制,也为改善患者的治疗效果提供了有益的参考。

基于细胞外囊泡的这些研究发现,不仅推动了基础科学的发展,也为未来的临床医学提供了更加精准和创新的治疗方案。

2. 细胞外囊泡在心血管疾病诊断和治疗中的潜在应用

细胞外囊泡在心血管系统中的作用和功能与心脏健康密切相关,其在疾病诊断和治疗方面的潜在应用引起了广泛关注。

在心血管疾病的早期诊断方面,细胞外囊泡被认为是一种潜在的生物标志物。血浆中的细胞外囊泡携带有丰富的信息,包括 miRNA、蛋白质和核酸等,这些成分的变化可以反映心血管系统的状态。通过对细胞外囊泡的分析,可以发现与心血管疾病相关的生物标志物,从而实现对疾病早期阶段的敏感检测。这为及早采取干预措施、预防疾病的发展提供了可能性。

一项临床随访调查显示,急性心肌梗死(AMI)患者血液中的
miR-126、miR-21和miR-122-5p水平显著高于健康对照组。根
据Gensini评分,循环细胞外囊泡中miR-126、miR-21和miR-
122-5p水平与急性心肌梗死(AMI)患者的冠状动脉狭窄呈正相关。
因此,miR-126、miR-21和miR-122-5p可能被用作诊断急性心
肌梗死(AMI)的新型生物标志物。根据ROC曲线分析,循环细胞外
囊泡中miR-17-5p和miR-145-3p水平对急性心肌梗死(AMI)
也具有很高的诊断价值。

同时,血清细胞外囊泡中miRNA可以作为伴有射血分数降低的
心力衰竭的生物标志物。研究发现,急性心力衰竭患者血清中细胞
外囊泡miR-92b-5p水平增加,与左心室射血分数呈负相关。因
此,细胞外囊泡miR-92b-5p的血清水平可以作为伴有射血分数降
低的心力衰竭的诊断生物标志物。

总体而言,细胞外囊泡miRNA有望成为诊断和治疗心血管疾病
的新工具。

在心血管疾病治疗方面,细胞外囊泡的应用也呈现出新的前景。
一些研究表明,细胞外囊泡中的生长因子、miRNA等成分具有促进
血管生成、修复心肌损伤和抑制炎症的作用。因此,采用细胞外囊泡
作为细胞治疗的载体,通过向患者体内注射,可能有助于增强心血管
系统的自我修复潜能。此外,通过改变细胞外囊泡的组分,研究人员
还可以设计具有特定功能的细胞外囊泡,例如抗炎、抗血小板聚集
等,用于精准治疗不同类型的心血管疾病。与此同时,细胞外囊泡还
为心血管疾病的精准医学治疗提供了新的途径。通过对患者血液中
细胞外囊泡成分的分析,能够实现个体化治疗方案的精准定制,从而

提升治疗的针对性和疗效。

3. 需要进一步研究的问题和挑战

细胞外囊泡研究在过去几年取得了显著的进展，但仍然面临着一系列挑战和待解决的问题。这些问题和挑战不仅包括基础研究层面，还涉及临床应用和技术创新方面。

首先，细胞外囊泡的来源和分泌机制仍然不完全明确。尽管已经确认细胞外囊泡主要由细胞内体系分泌产生，但关于不同细胞类型、不同疾病状态下细胞外囊泡的差异性以及分泌调控的机制仍存在许多未解之谜。研究人员需要深入挖掘细胞外囊泡的生物合成途径，以更全面地理解它们在生理和病理条件下的分泌调控。

其次，细胞外囊泡的组成和功能的复杂性是当前研究的另一个关键问题。细胞外囊泡中包含的蛋白质、核酸、脂质等多种成分，相互之间存在复杂的交互作用。因此，如何准确、高效地鉴定和分析细胞外囊泡的组成，以及解析其功能网络，是当前研究亟须解决的难题。

此外，关于细胞外囊泡在不同疾病状态下的作用机制，尚存在许多尚未明确的问题。在癌症研究中，尽管已经发现癌细胞释放的细胞外囊泡在肿瘤的生长和转移中发挥了重要作用，但其详细的分子机制仍然需要更深入的挖掘。在神经系统疾病方面，如何解释细胞外囊泡参与神经元损伤、突触形成和神经退行性疾病的发生机制，也是一个尚待深入研究的领域。

另一个重要挑战是将细胞外囊泡研究从基础科学推进到临床应用。虽然细胞外囊泡作为生物标志物已在癌症早期诊断、神经系统疾病的生物标志物和心血管疾病治疗等方面显示出巨大潜力，但其在临床实践中的具体应用仍面临技术、标准化和规范化等多方面的挑战。此外，还需要深入研究细胞外囊泡在不同疾病阶段的变化，以确定其作为治疗目标的可行性。

最后，细胞外囊泡研究中的伦理问题也需引起足够的关注。尤其是在细胞外囊泡的临床应用中，需要建立规范的研究和治疗流程，确保患者的隐私权和知情同意权得到充分尊重，加强对细胞外囊泡研究中可能产生的潜在伦理问题的监管和引导。

总之，尽管细胞外囊泡研究取得了令人瞩目的进展，但仍然存在许多需要深入研究和解决的问题。通过继续攻克这些挑战，细胞外囊泡研究有望更好地为人类健康提供新的诊断方法和治疗手段。

本章深入探讨了细胞外囊泡在心血管健康中的重要作用。通过分析细胞外囊泡的核心概念和结构特征，加深了对其在维持心血管稳态中的生理功能的理解。同时，本章揭示了细胞外囊泡在多种心血管疾病中的关键病理机制，并探讨了其在疾病诊断中的潜在应用。展望未来，细胞外囊泡在精准医疗中的广阔前景将为心血管疾病的诊断和治疗提供新的思路和策略，推动临床转化研究的深入发展。

思考与练习

1. 细胞外囊泡是如何参与调节心血管系统的稳态和细胞通讯的？

2. 在动脉粥样硬化的过程中,细胞外囊泡是如何影响动脉壁结构和炎症反应的?

3. 细胞外囊泡在心脏保护中有哪些潜在的应用,特别是在心肌梗死后的修复过程中起到了什么作用?

4. 作为生物标志物,细胞外囊泡在心血管疾病的诊断和预测中有何不同的表现,它在临床上有哪些可能的应用?

5. 细胞外囊泡研究的未来发展方向可能包括哪些方面,未来的研究重点是什么?

本章参考文献

［1］ A G Yates，R C Pink，U Erdbrugger，et al. In sickness and in health：The functional role of extracellular vesicles in physiology and pathology in vivo：Part I：Health and Normal Physiology：Part I：Health and Normal Physiology. *J Extracell Vesicles*. 2022，11(1)：e12151.

［2］ A S Jadli，A Parasor，K P Gomes，et al. Exosomes in Cardiovascular Diseases：Pathological Potential of Nano-Messenger. *Front Cardiovasc Med*. 2021，8：767488.

［3］ C Jaquenod De Giusti，M Santalla，S Das. Exosomal non-coding RNAs（Exo-ncRNAs）in cardiovascular health. *J Mol Cell Cardiol*. 2019，137：143－151.

［4］ C Li，Y Q Ni，H Xu，et al. Roles and mechanisms of exosomal non-coding RNAs in human health and diseases. *Signal Transduct Target Ther*. 2021，6(1)：383.

［5］ C Rucci，G De Simone，S Salathia，et al. Exploring mitochondrial DNA copy number in circulating cell-free DNA and extracellular vesicles across cardiovascular health status：A prospective case-control pilot study. *FASEB J*. 2024，38(10)：e23672.

［6］ D Burtenshaw，B Regan，K Owen，et al. Exosomal Composition，Biogenesis and Profiling Using Point-of-Care Diagnostics-Implications for Cardiovascular Disease. *Front Cell Dev Biol*. 2022，10：853451.

［7］ D Das，G Jothimani，A Banerjee，et al. A brief review on recent advances in diagnostic and therapeutic applications of extracellular vesicles in cardiovascular disease. *Int J Biochem Cell Biol*. 2024，173：106616.

[8] D D Zheng，M Huo，B Li，et al. The Role of Exosomes and Exosomal MicroRNA in Cardiovascular Disease. *Front Cell Dev Biol*. 2020，8：616161.

[9] D Gustafson，P V Distefano，X F Wang，et al. Circulating small extracellular vesicles mediate vascular hyperpermeability in diabetes. *Diabetologia*. 2024，67 (6)：1138 - 1154.

[10] F B Khan，S Uddin，A Y Elderdery，et al. Illuminating the Molecular Intricacies of Exosomes and ncRNAs in Cardiovascular Diseases：Prospective Therapeutic and Biomarker Potential. *Cells*. 2022，11(22).

[11] F Jansen，Q Li，A Pfeifer，et al. Endothelial- and Immune Cell-Derived Extracellular Vesicles in the Regulation of Cardiovascular Health and Disease. *JACC Basic Transl Sci*. 2017，2(6)：790 - 807.

[12] F J Zadeh，Y Ghasemi，S Bagheri，et al. Do exosomes play role in cardiovascular disease development in hematological malignancy? *Mol Biol Rep*. 2020，47(7)：5487 - 5493.

[13] G H Jia，J R Sowers. Targeting endothelial exosomes for the prevention of cardiovascular disease. *Biochim Biophys Acta Mol Basis Dis*. 2020，1866(8)：165833.

[14] G Wang，J Li，L Bojmar，et al. Tumour extracellular vesicles and particles induce liver metabolic dysfunction. *Nature*. 2023，618(7964)：374 - 382.

[15] H Wang，T Wang，W Rui，et al. Extracellular vesicles enclosed-miR-421 suppresses air pollution（PM（2.5））-induced cardiac dysfunction via ACE2 signalling. *J Extracell Vesicles*. 2022，11(5)：e12222.

[16] H Y Gao，L L Zhang，Z K Wang，et al. Research Progress on Transorgan Regulation of the Cardiovascular and Motor System through Cardiogenic Exosomes. *Int J Mol Sci*. 2022，23(10).

[17] H Zhao，X Chen，G Hu，et al. Small Extracellular Vesicles From Brown Adipose Tissue Mediate Exercise Cardioprotection. *Circ Res*. 2022，130(10)：1490 - 1506.

[18] J C Zhang，X L Cui，J C Guo，et al. Small but significant：Insights and new perspectives of exosomes in cardiovascular disease. *J Cell Mol Med*. 2020，24 (15)：8291 - 8303.

[19] K B Neves，F J Rios，J Sevilla-Montero，et al. Exosomes and the cardiovascular system：role in cardiovascular health and disease. *J Physiol*. 2023，601(22)：

4923 – 4936.

[20] L Ahmed, K Al-Massri. New Approaches for Enhancement of the Efficacy of Mesenchymal Stem Cell-Derived Exosomes in Cardiovascular Diseases. *Tissue Eng Regen Med*. 2022, 19(6): 1129 – 1146.

[21] L A Osorio, M Lozano, P Soto, et al. Levels of Small Extracellular Vesicles Containing hERG-1 and Hsp47 as Potential Biomarkers for Cardiovascular Diseases. *Int J Mol Sci*. 2024, 25(9).

[22] L T Brinton, H S Sloane, M Kester, et al. Formation and role of exosomes in cancer. *Cell Mol Life Sci*. 2015, 72(4): 659 – 671.

[23] L Weiss, H Macleod, P B Maguire. Platelet-derived extracellular vesicles in cardiovascular disease and treatment - from maintaining homeostasis to targeted drug delivery. *Curr Opin Hematol*. 2025, 32(1): 4 – 13.

[24] M H Forsberg, J A Kink, P Hematti, et al. Mesenchymal Stromal Cells and Exosomes: Progress and Challenges. *Front Cell Dev Biol*. 2020, 8: 665.

[25] M L Cui, Y W Han, J Yang, et al. A narrative review of the research status of exosomes in cardiovascular disease. *Ann Palliat Med*. 2022, 11(1): 363 – 377.

[26] M Teixeira, T S Martins, M Gouveia, et al. Effects of Exercise on Circulating Extracellular Vesicles in Cardiovascular Disease. *Adv Exp Med Biol*. 2023, 1418: 241 – 258.

[27] M Zara, P Amadio, J Campodonico, et al. Exosomes in Cardiovascular Diseases. *Diagnostics* (*Basel*). 2020, 10(11).

[28] N Rahimian, J S Nahand, M R Hamblin, et al. Exosomal MicroRNA Profiling. *Methods Mol Biol*. 2023, 2595: 13 – 47.

[29] Q Liu, S Y Li, A Dupuy, et al. Exosomes as New Biomarkers and Drug Delivery Tools for the Prevention and Treatment of Various Diseases: Current Perspectives. *Int J Mol Sci*. 2021, 22(15).

[30] R C De Abreu, H Fernandes, P A Da Costa Martins, et al. Native and bioengineered extracellular vesicles for cardiovascular therapeutics. *Nat Rev Cardiol*. 2020, 17(11): 685 – 697.

[31] R Kishore, V N S Garikipati, A Gumpert. Tiny Shuttles for Information Transfer: Exosomes in Cardiac Health and Disease. *J Cardiovasc Transl Res*. 2016, 9(3): 169 – 175.

[32] R Suades, A Vilella-Figuerola, T Padro, et al. Red Blood Cells and Endothelium Derived Circulating Extracellular Vesicles in Health and Chronic Heart Failure: A Focus on Phosphatidylserine Dynamics in Vesiculation. *Int J*

Mol Sci. 2023，24(14).

[33] R Subbiah，D Sridharan，K Duairaj，et al. Emerging Roles of Extracellular Vesicles Derived Non-Coding RNAs in the Cardiovascular System. *Subcell Biochem*. 2021，97：437 - 453.

[34] S M Davidson，C M Boulanger，E Aikawa，et al. Methods for the identification and characterization of extracellular vesicles in cardiovascular studies：from exosomes to microvesicles. *Cardiovasc Res*. 2023，119(1)：45 - 63.

[35] S M Davidson，K Takov，D M Yellon. Exosomes and Cardiovascular Protection. *Cardiovasc Drugs Ther*. 2017，31(1)：77 - 86.

[36] S M Kereliuk，F Xiao，D Burger，et al. Extracellular Vesicles as an Index for Endothelial Injury and Cardiac Dysfunction in a Rodent Model of GDM. *Int J Mol Sci*. 2022，23(9).

[37] S M Parizadeh，R Jafarzadeh-Esfehani，M Ghandehari，et al. Circulating Exosomes as Potential Biomarkers in Cardiovascular Disease. *Curr Pharm Des*. 2018，24(37)：4436 - 4444.

[38] S Mani，N Gurusamy，T Ulaganathan，et al. Therapeutic potentials of stem cell-derived exosomes in cardiovascular diseases. *Exp Biol Med*（*Maywood*）. 2023，248(5)：434 - 444.

[39] S Oggero，T Godec，R Van Gorp，et al. Role of plasma extracellular vesicles in prediction of cardiovascular risk and alterations in response to statin therapy in hypertensive patients. *J Hypertens*. 2022，40(8)：1522 - 1529.

[40] S Jayaraman，D Gnanasampanthapandian，J Rajasingh，et al. Stem Cell-Derived Exosomes Potential Therapeutic Roles in Cardiovascular Diseases. *Front Cardiovasc Med*. 2021，8：723236.

[41] T Z Nazari-Shafti，S Neuber，A Garcia Duran，et al. Human mesenchymal stromal cells and derived extracellular vesicles：Translational strategies to increase their proangiogenic potential for the treatment of cardiovascular disease. *Stem Cells Transl Med*. 2020，9(12)：1558 - 1569.

[42] V Ormazabal，S Nair，F Carrion，et al. The link between gestational diabetes and cardiovascular diseases：potential role of extracellular vesicles. *Cardiovasc Diabetol*. 2022，21(1)：174.

[43] X Y Chen，Q Luo. Potential clinical applications of exosomes in the diagnosis, treatment，and prognosis of cardiovascular diseases：a narrative review. *Ann Transl Med*. 2022，10(6)：372.

[44] Y H Pan，W P Wu，X X Jiang，et al. Mesenchymal stem cell-derived exosomes

in cardiovascular and cerebrovascular diseases：From mechanisms to therapy. *Biomed Pharmacother*. 2023，163：114817.

[45] Y Zhang，F Liang，D Zhang，et al. Metabolites as extracellular vesicle cargo in health，cancer，pleural effusion，and cardiovascular diseases：An emerging field of study to diagnostic and therapeutic purposes. *Biomed Pharmacother*. 2023，157：114046.

[46] Z J Lai，J Liang，J F Zhang，et al. Exosomes as a delivery tool of exercise-induced beneficial factors for the prevention and treatment of cardiovascular disease：a systematic review and meta-analysis. *Front Physiol*. 2023，14：1190095.

第五章
mRNA 疗法

李 进 邱 艳

本章学习目标

1. 了解 mRNA 作为治疗剂的重要性和应用前景;

2. 探讨 mRNA 在生物科技和医学领域的发展和应用;

3. 理解 mRNA 疫苗的生产流程和优势;

4. 深入剖析 mRNA 治疗方法的各个方面和挑战。

      在医学进步的道路上,mRNA 治疗如一缕曙光,为医学界开启了崭新的篇章。信使 RNA(mRNA)作为一种治疗剂的出现,为那些长期无法治愈的疾病带来了希望。随着生物科技和分子医学的飞速发展,人们已经能够利用 mRNA 作为疫苗或治疗手段,实现人体内功能性蛋白质/肽的定制生产。这一创新标志着精准医学的新时代的到来,为预防和治疗一系列顽固性、遗传性疾病开辟了充满希望的道路。体外转录 mRNA 的工业化生产流程已日趋成熟。相较于传统方法，其设计、生产效率更高，灵活性更强，成本效益也更优。这些显著优势使得 mRNA 疫苗能够在应对传染病大规模爆发时迅速做出反应。科学家们一直致力于提升 mRNA 的稳定性、免疫原性、翻译效率以及传递系统，以期实现 mRNA 的高效、安全传递。令人振奋的是，随着分子生物学、RNA 技术、疫苗学及纳米技术的飞速发展，这些曾被视为遥不可及的科研目标正逐步变为现实。

本章将深入剖析 mRNA 治疗方法的各个方面，包括 mRNA 的发展简史、结构特征、设计与制作、递送系统及其实际应用和挑战，同时也将着重强调 mRNA 的设计优化和递送系统在确保治疗成功中的关键作用，并探讨如何将这些技术进一步发展为强大且通用的工具，以应对众多遗传性和感染性疾病的挑战。

一、mRNA 疗法概述

自 20 世纪 60 年代 mRNA 被发现以来，基于该分子的治疗方法逐渐兴起。从 20 世纪 90 年代初开始，研究者开始探索利用 mRNA 转录和翻译特定基因的方法，成功地在小鼠体内引入 mRNA 并产生特定蛋白质，展现了 mRNA 疗法在治疗基因缺陷和疾病方面的潜力。自 1997 年至 2023 年，研究者成功地将 mRNA 引入人体细胞中，实现特定蛋白质的产生，为 mRNA 疗法在人类疾病治疗中的应用奠定了基础。随后，第一项临床试验开始使用 mRNA 疗法治疗癌症患者。基于 mRNA 的抗癌疗法通过翻译蛋白质来抑制肿瘤生长或增强抗肿瘤免疫应答，其在临床试验中已被证明安全性和有效性。这些研究突破为 mRNA 疗法的发展提供了强大动力。图 5.1 汇总了 mRNA 疗法的发展历程。

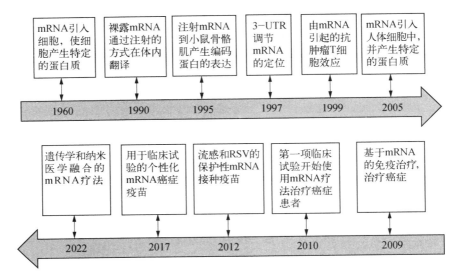

图 5.1　mRNA 疗法的发展历程

总的来说，mRNA 疗法的发展经历了多年的研究和试验，从实验室研究到临床应用，取得了显著的进展。随着研究的推进，mRNA 疗法有望在未来成为治疗各种疾病的重要手段。

二、mRNA 的结构元件

了解 mRNA 的结构组成对于理解 mRNA 疗法的设计与应用至关重要，mRNA 是由转录过程产生的，真核生物中 RNA 聚合酶在体内将基因转化为初级 mRNA 转录本时合成前体 mRNA，通过加工进一步成为成熟 mRNA。成熟 mRNA 序列由 5 个关键结构元件组成

（如图 5.2 所示）：5′端帽结构（Cap）、5′端非翻译区（UTR）、编码区（CDS）、3′端非翻译区（UTR）和 poly（A）尾巴。

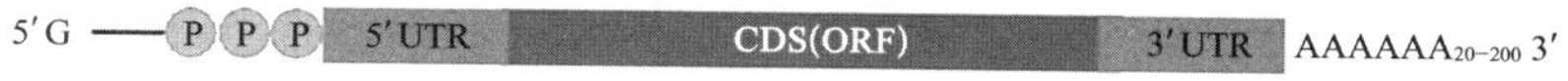

5′G —— P P P 5′UTR CDS(ORF) 3′UTR AAAAAA$_{20-200}$ 3′

图 5.2　mRNA 的结构元件

5′端帽子结构可以防止 mRNA 被外切酶降解及被固有免疫受体识别，并募集翻译起始因子（eIF4E）促进核糖体识别和翻译起始。在体外转录反应过程中，5′端帽子结构可以通过酶法和化学共转录两种方法来形成。

5′UTR 是一段位于 mRNA 编码区（CDS）上游的非编码区域，它在核糖体起始翻译中扮演着重要角色。通常，5′UTR 的长度约为100—220 个核苷酸，而高 GC 含量是其一项保守的特征。绝大多数真核生物的 mRNA 5′UTR 序列中都包含一个叫作 Kozak 保守元件（Kozak consensus sequence）的片段（GCCACCAUGG），它含有起始密码子，用于启动翻译过程。

编码区（CDS），也被称为开放阅读框（ORF），是 mRNA 序列中占据主要比例的部分，CDS 对于编码抗原的 mRNA 疫苗以及编码其他蛋白质的 mRNA 药物至关重要。它由起始密码子 AUG 开始，到终止密码子（UAG、UGA、UAA）结束，编码了蛋白质的一级结构。编码区的二级结构和密码子选择可能会影响翻译效率，过多的二级结构和稀有密码子都会降低翻译速度，因此，在基因工程表达蛋白时，会根据宿主的密码子偏好性进行优化。

3′UTR（3′端非翻译区）类似于 5′UTR，是 mRNA 中的一个关键区域，其主要作用是调节 mRNA 的翻译过程。它通过与蛋白复合物相互作用,调控 mRNA 的运输、稳定性和翻译过程。$3'$UTR 在细胞内扮演着重要的调节角色,微小 RNA(miRNA)通过与其结合,可以静默 mRNA 的表达。研究表明,在快速增殖的细胞中,mRNA 的 $3'$UTR 序列较短,这可以减少 miRNA 的结合位点,从而促进蛋白质的表达水平。此外,通过减少 $3'$UTR 中的非结构化序列,可以增加 poly(A)尾巴与翻译元件的结合,提高蛋白质的翻译效率。

成熟的 mRNA 一般在它的 $3'$端都加上了长度为 20—200 碱基的 Poly(A)尾巴,可以防止外切酶将其降解,也可以作为核孔转运系统的标志,与成熟的 mRNA 通过核孔转运到胞浆有关。尾部结构也与翻译过程及其调控相关,例如多聚腺苷酸结合蛋白(PABP)可以与尾部结合,并进一步与 eIF4G、eIF4B、Paip‐1 等多种蛋白相互作用,形成环状复合物,参与翻译起始过程,也可参与 mRNA 稳定性调控过程。

三、mRNA 的设计与制造

mRNA 疗法开发的核心环节在于 mRNA 的设计与合成,它们对疗法的成功与否起决定性作用。mRNA 的五个结构元件共同维持 mRNA 的稳定性和翻译效率。mRNA 的遗传信息,像 DNA 一样,储存在特定的核苷酸序列中,这些序列组成密码子,进而指导蛋白质的合成。在体外,通过模拟真核细胞的 mRNA 合成机制进行转录,可以确保 mRNA 在体内稳定表达。因此,优化 mRNA 的设计并进行有效的纯化,对于 mRNA 疗法的成功至关重要。

优化 mRNA 包括选择合适的密码子、优化 UTR 结构、确保帽子结构和 poly(A)尾巴的正确添加等,以提高 mRNA 的稳定性、翻译效率,降低其免疫原性。这些将为 mRNA 疗法的进一步临床应用奠定坚实基础。

1. mRNA 的修饰

mRNA 疗法面临的主要挑战在于其短暂的半衰期,主要是由于细胞外存在大量的 RNA 酶能够快速降解 RNA。体外转录 mRNA(IVT mRNA)及其蛋白产物的半衰期是影响 mRNA 疗法的药代动力学(PK)和药效学(PD)特性的关键因素。为了提高 mRNA 疗法的效率,研究人员对 mRNA 的结构进行了深入探索,并实施了多种化学修饰策略。这些修饰涵盖了 mRNA 的 5′端帽子结构、5′端非编码区(UTR)、编码区(CDS)、3′端非编码区(UTR)以及 3′端的 poly(A)尾巴。通过精确调整这些区域的结构和组成,研究人员可以增强 mRNA 在细胞内的稳定性和翻译效率,从而提高蛋白质的表达水平。

为了增强 mRNA 的稳定性,科学家对 mRNA 的 5′端帽子结构进行了修饰,并设计了几种类似物。帽子结构是 mRNA 在转录过程中形成的一种特殊结构,位于其 5′端,被称为 m7GpppN 结构。这种结构有助于 mRNA 与翻译因子 4E(eIF4E)结合,参与翻译过程,并能与其他蛋白质结合,调节 mRNA 的降解过程。近年来,研究人员提出了多种 5′端帽子修饰方法,其中最受关注的是核糖内修饰的抗反向帽盖类似物(ARCAs)。ARCAs 能够有效防止错误的帽嵌入,从而提高翻译效率。另一种被称为 S 类似物,包含有一个单一的硫代磷酸酯(O‐to‐S)取代,显示出对翻译因子和降解复合物的优异性能。

研究表明,S 类似物能增强编码抗原的 mRNA 的表达,并已应用于黑色素瘤治疗的临床试验中。此外,研究人员还合成了一类新的帽类似物,称为 2S 类似物。该类似物结合了多种修饰特性,表现出优于传统方法的性能。以上这些研究为 mRNA 疗法的优化和临床应用提供了新的策略和工具。

poly(A)尾巴几乎存在于所有的真核生物中,它是 mRNA 通过转录其 DNA 模板或转录后使用重组 Poly(A)聚合酶产生的,mRNA 的 poly(A)尾巴有多种功能,如为多种核糖核蛋白(ribonucleoprotein,RNP)提供了结合位点;poly(A)尾巴及其相关蛋白在胞质中介导 mRNA 降解的同时保护细胞核中的 mRNA 不受酶的破坏。除此之外,poly(A)尾巴在调节 mRNA 稳定性和翻译效率方面发挥着重要的功能。研究表明,在多种不同类型的细胞中,较长的 poly(A)尾巴能够增加蛋白的表达。研究证明,poly(A)尾巴不断增加至 100 个核苷酸并结合 5′ARCA 帽类似物可以不断改善树突状细胞中的蛋白质翻译,并且 120 个核苷酸的 poly(A)尾巴比 64 个核苷酸的 poly(A)尾巴具有更高的蛋白表达水平。但是 poly(A)尾巴并不是越长越好,优化 poly(A)尾巴长度(100—300 个核苷酸)对平衡给定 mRNA 的合成能力至关重要。

mRNA 的 5′端和 3′端 UTR 区含有特定的调控序列元件,能够调节 mRNA 的稳定性和翻译效率。向 UTR 区域添加稳定元素有助于延长 mRNA 的半衰期,为此研究人员设计了许多结合 α-球蛋白 mRNA 和 β-球蛋白 mRNA 的 3′UTR 的体外转录 mRNA,通过将两个 β-珠蛋白 3′UTR 以从头到尾的方向结合在一起,进一步提高 mRNA 的稳定性。除了广泛应用的球蛋白 UTR 外,各种 UTR,如人热休克蛋白 70 的 5′UTR,核糖体内进入位点(IRESs)和真核延伸因子 1α(eEF1A1)的 3′UTR 等已被研究用于 mRNA 的治疗应用。5′UTR 和 3′UTR 也可根据目标基因序列进行定制化设计,以提高表达效率和组织特异性。未来的研究将致力于针对目标基因进行精准筛选,利用靶向细胞和特定疾病诱导的微环境,实现 mRNA 产品的个性化定制,从而最大化地促进 mRNA 转录本的翻译。

对于 mRNA 的编码区 CDS,密码子优化可以使序列有条不紊地将其翻译成所需的蛋白质。同义密码子替换可能对蛋白质表达、蛋白质折叠和细胞功能产生重大影响。由于一种氨基酸可以由不同的密码子编码,因此有多种选择可以重新编写 mRNA 代码以产生完全相同的蛋白质。Moderna 公司的研究人员发现通过改变 mRNA 的二级结构可以调节蛋白质的表达水平,从而影响 mRNA 的翻译速率。通过修饰 mRNA 的翻译和稳定结构的核苷酸,可以实现高水平的蛋白表达。随着人工智能的发展,机器学习也被应用于设计 mRNA 序列,以产生某些特定需求的蛋白质。到目前为止,这项技术已成功地应用于基于 mRNA 的治疗,如非病毒蛋白的表达和传染病疫苗的开发。

综上所述,5′端帽子、5′端非编码区(UTR)、编码区(CDS)、3′端非编码区(UTR)、3′端 poly(A)尾等 mRNA 结构元件都可以作为修饰靶点。为了获得最佳的 mRNA 治疗效果,需要针对特定应用组合进行优化设计。

2. mRNA 的翻译

在真核生物中,mRNA 的翻译起始是一个复杂而精细的过程,涉及多种蛋白质和 RNA 分子的相互组装,这个过程旨在将核糖体引导至起始密码子处使其开始翻译。首先，使用 RNA 修饰作为 RNA 调控元件来招募核糖体和翻译因子与 mRNA 结合。然后，异三聚体 eIF2 - GTP 复合物招募 Met - tRNAiMet 并形成 eIF2 三元复合物。接着，eIF2 三元复合物与其他翻译因子结合到 40S 核糖体亚基中，形成 43S 预起始复合物。这个复合物通过 eIF4F 复合物（包括 eIF4G、eIF4E 和 eIF4A）对 5′m7Gppp 帽子结构的识别以及与 mRNA 的结合，进一步与 80S 核糖体组装在一起，同时释放 eIF2 - GDP 等因素。许多起始因子，如 eIF3 和 eIF4G2，都被确定为起始密码子选择性的调节因子。在翻译起始之后，翻译过程将依次进行，包括翻译延伸、终止和核糖体再循环，以完成蛋白质的合成。

3. mRNA 的纯化

确保 mRNA 质量的标准化对于临床数据的准确分析至关重要。表 5.1 对 mRNA 药物制备过程中的质量控制进行了总结。

表 5.1　mRNA 药物制备过程中的质量控制

类　　型	质量控制项目	质量控制目的
抗原编码 mRNA	密码子优化	翻译效率
	核酸质量	
	mRNA 合成阶段的 pH	
	mRNA 序列同一性	
	mRNA 序列完整性	
	poly(A)尾巴的长度	

续 表

类 型	质量控制项目	质量控制目的
抗原编码 mRNA	5′端帽子的效率	翻译效率
	5′UTRs 和 3′UTRs 的优化	
	mRNA 纯化	
	残留 DNA 模板	
脂质体运输系统	质谱分析	转染效率
	核磁共振分析	
	脂质组分特性	
	脂质电荷	靶向性
	脂质比率	靶向性
	等电点	稳定性
	微观形态学	均一性
	脂质杂质	翻译效率
	分布	靶向性
	体内转染效率	转染效率
	体外转染效率	转染效率
mRNA-脂质纳米颗粒药物	封装效率	装载量
	粒度均匀性	均一性
	电势	稳定性
	储存条件	临床应用

研究表明,不同修饰状态和纯化程度的 mRNA,在蛋白质表达和免疫刺激水平方面的结果有显著差异。由于 mRNA 疗法需要一个体外合成的过程,这个过程中可能会产生一些无用的副产物,如双链 RNA(dsRNA)、无帽 RNA 或 mRNA 片段,这些副产物不仅会降低 mRNA 的翻译效率,还可能激活先天免疫反应,从而影响治疗效果。因此,对 mRNA 产物进行纯化至关重要。mRNA 药物的纯化是制备过程中至关重要的一步,其目的是去除杂质,提高 mRNA 的纯度,以确保药物的安全性和有效性。目前,高效液相色谱是最常用的方法之一,同时还有其他方法,如纤维素净化、阴离子交换剂等。采用化学修饰的核苷或优化核苷组合混合物能够显著降低 dsRNA 副产物的产生,其效果至少为未修饰核苷酸的 3 倍以上;而纯化未修饰或修饰的 mRNA 均可显著增加蛋白质的表达。在纯化过程中,需要严格控制实验条件,如温度、pH、盐浓度等,以确保 mRNA 的稳定性和纯度。此外,还需要对纯化后的 mRNA 进行全面的质量检查,包括纯度、完整性和活性等,以确保其符合药用要求。

综上所述,mRNA 药物的纯化是 mRNA 药物制备过程中不可或缺的一环,需要采用合适的方法和严格的实验操作来确保 mRNA 的纯度和质量。

4. mRNA 递送系统

天然的 mRNA 是一种单链结构,由结合在 5′端的帽结构和 3′端的 Poly(A)尾巴组成,富含磷酸基团,呈负电性。编码蛋白质的开放阅读框(ORF)位于起始密码子和终止密码子之间,而非翻译区(UTR)位于帽/尾和 ORF 之间,其大小通常在 300—5 000 kDa 之间。由于这种负电荷和长链大分子的特性,mRNA 分子会受到静电排斥的影响,很难穿过同样带有负电的细胞膜。此外,mRNA 分子是单链结构,因此在体内会受到多种酶影响而迅速降解。因此,将 mRNA 递送到细胞内部需要克服两道屏障:途中的酶降解和静电排斥致使的膜屏障。mRNA 的递送方式主要有以下几种。

（1）细胞直接摄取

1990 年的一项研究发现,直接将 mRNA 注入小鼠体内可以使得报告基因在肌肉细胞中正常表达。在实验中,他们将编码氯霉素乙酰基转移酶的 mRNA 注入小鼠股四头肌,每次注射 100 μg 溶解在 5% 蔗糖溶液中的 mRNA。经过 18 小时后,他们在注射部位检测到了氯霉素乙酰基转移酶的表达,并且发现注射的 mRNA 量越多,蛋白表达量也越高。进一步的研究表明,这是一个高效的主动过程,其依赖于钙离子。注射液的成分对 mRNA 递送效率起着重要作用。在其他研究中,通过皮下注射裸 mRNA 或于肿瘤内注射环状 RNA,也可以实现 RNA 在注射部位的局部表达,这些研究奠定了 mRNA 作为治疗剂的基础。

然而,尽管直接注射裸 mRNA 在体内也能实现表达,并且已经在人体内进行验证,但由于 RNA 的天然不稳定性和负电性,这种裸 mRNA 递送方式只能被视为一种特殊现象进行研究。要想将其真正广泛应用于临床,必然面临着巨大的困难和挑战。

（2）mRNA–树突状细胞

尽管大多数细胞对裸 mRNA 的摄入效率较低,而未成熟的树突状细胞（dendritic cell，DC）是个例外,它们可以通过吞噬途径摄取并积累 mRNA。树突状细胞最初是在 1973 年被报告的,研究发现小鼠外周淋巴器官中的一小部分细胞呈现出树状形态。这些细胞位于抗原暴露较高的部位,如淋巴器官和体表,可以有效地捕获抗原,并与适应性免疫系统的 T 细胞相互作用,从而启动免疫反应。主动特异性免疫疗法依赖于患者免疫系统的能力,根据肿瘤抗原的表达区分健康细胞和肿瘤细胞。基于树突状细胞的治疗策略是一种前景广阔的无毒癌症治疗方法之一。这种疗法利用患者自身的树突状细胞,将其装载癌细胞特有的抗原,当这些树突状细胞被适当激活时,它们会刺激抗原特异性的 T 细胞增殖和分化为效应细胞,识别并根除肿瘤细胞。这些 T 细胞还能形成免疫记忆,提供对复发癌细胞的一线防御。

树突状细胞的生命周期大致可以分为两个阶段:未成熟阶段和成熟阶段。在未成熟阶段,树突状细胞扫描周围环境,能够有效地从环境中提取病原体、凋亡细胞和抗原,并以有效的方式对其进行处理。然而,在未成熟阶段中,它们呈递经过处理的抗原和刺激 T 细胞的潜力十分有限。

(3)鱼精蛋白-mRNA 复合物

鱼精蛋白是带正电荷的聚阳离子肽,它与带负电荷的 mRNA 结合形成复合物,从而防止分子被降解。配制了鱼精蛋白的 mRNA 疫苗,如 RNActive 疫苗,在各种临床试验中都得到了评估。这种疫苗由编码所选抗原蛋白的信使核糖核酸组成,经过修饰以提高翻译效率、延缓 RNA 降解和增强免疫刺激。

2000 年,有研究描述了在体内应用编码模型抗原 β-半乳糖苷酶的基因导致特异性细胞毒性 T 细胞和抗体的诱导。这些 mRNA 具有基本的设计,包括帽、编码 β-半乳糖苷酶的开放阅读框架、位于侧

翼的 β-珠蛋白的非翻译区和 Poly(A)尾巴。为了增加抗原的表达范围和持续时间，目前的 RNActive 疫苗技术对 mRNA 进行了多方面的修改。采用了 β-珠蛋白 UTR 来提高翻译效率和稳定性，并通过优化开放阅读框架来增强蛋白质表达。这些改变导致蛋白质表达在各种测试系统中提高了 4—5 个数量级。然而，这些修改降低了疫苗的免疫原性，使其在疫苗方面不太受欢迎。

此外，为了诱导强烈的免疫反应，佐剂的使用也是必不可少的。RNActive 疫苗通过适当的配方实现免疫刺激，配方中的一种就是鱼精蛋白。鱼精蛋白是一种能与核酸形成稳定络合物的阳离子多肽。鱼精蛋白与 mRNA 结合形成复合体，增大颗粒直径，并在体内激活 TLR7，从而激发免疫系统。因此，RNActive 疫苗包含两种互补的成分：裸露 mRNA 和鱼精蛋白-mRNA 复合物，前者作为翻译模板，负责编码抗原的强表达，后者用于增强疫苗的免疫刺激效果。事实上，接种 RNActive 疫苗已被证明可以诱导强大而平衡的免疫反应，包括 Th1 细胞和 Th2 细胞、体液和细胞免疫反应，以及效应器和记忆反应。在癌症免疫疗法和预防性疫苗领域，已经在小鼠、雪貂和猪等动物模型中取得了令人鼓舞的结果。

（4）细胞外囊泡

细胞外囊泡是一类粒径 30—150 nm 的囊泡，携带蛋白质、核酸、脂质等多种重要的生物信息分子，可作为细胞间传递信息的天然信使，这使其具备了递送 mRNA 药物的潜力，与人工合成的纳米颗粒相比，细胞外囊泡具有诸多优势，如良好的生物相容性、低免疫原性、可避免巨噬细胞的清除从而延长药物留存时间、可穿过血脑屏障实现脑部给药等。

将 mRNA 装入细胞来源的囊泡的方法主要可以分为两种：预加载法和后加载法。

预加载法又分为被动方法和主动方法。被动方法依赖于细胞外部的生物发生过程，细胞自然地将 mRNA"货物"封装到细胞来源的囊泡中。有时，这种内源性加载过程也会将 mRNA 编码的蛋白质一同包装到细胞来源的囊泡中。主动方法则依赖于细胞内部的生物发生过程，细胞主动将 mRNA"货物"装载到细胞来源的囊泡中。

后加载法也称为分离后或外源性加载方法，主要是通过电穿孔或化学转染试剂将外源性 mRNA 装载到分离的囊泡中。

细胞外囊泡递送 mRNA 作为一种新型的纳米递送系统，具有广阔的应用前景。通过选择合适的包封方法和靶向策略，可以实现对 mRNA 的高效递送，并在基因治疗和免疫治疗等领域发挥重要作用。然而，细胞外囊泡递送 mRNA 的研究仍处于起步阶段，还需要进一步研究和优化。相信随着技术的不断改进和发展，细胞外囊泡递送 mRNA 将为疾病治疗带来新的突破。

（5）脂质体

脂质体（liposome）是由脂质自组装形成的封闭中心水腔的双层（或多层）球体结构。他们的粒径范围可在微米或纳米量级，磷脂双分子层膜厚约为 5 nm。脂质体的基本成分通常为双亲性磷脂和胆固醇，双亲性磷脂形成双分子层结构，而胆固醇则支撑并维持双分子层结构。常用的磷脂是鞘磷脂和甘油磷脂，它们都有亲水的头部和疏水的尾部区域。在水性环境中，磷脂分子在疏水相互作用力和其他分子间相互作用力的驱动下，自发排列成脂质体。而胆固醇的作用是促进脂链的堆积和双分子层结构的形成，降低双分子层的流动性，减少水溶性药物的跨膜转运。不仅如此，胆固醇还能减少脂质体与体内蛋白的相互作用，减少磷脂的流失，从而提高脂质体的稳定性。

（6）脂质纳米颗粒

脂质纳米颗粒由可电离脂质、胆固醇、磷脂和脂质连接的聚乙二醇衍生物组成。胆固醇和磷脂增加了纳米颗粒的稳定性并起到支持其双层结构的作用。而聚乙二醇则阻止了 mRNA 与血浆蛋白结合，延长了颗粒的循环周期。脂质纳米颗粒的性质受 pH 的影响，pH 的变化有助于 mRNA 的封装和细胞内吞作用。这些脂质在低 pH 下带正电（与 RNA 结合），而在生理 pH 下为中性，相比带正电荷的脂质体，其毒性降低。对于治疗大多数疾病所需的干扰小 RNA（siRNA）、mRNA 或质粒 DNA 等遗传药物，需要使用复杂的递送系统。脂质纳米颗粒系统是目前领先的非病毒递送系统，具有实现基因药物临床潜力的能力。

脂质纳米颗粒- mRNA 平台是一个多组分系统，由可电离脂质（与带负电荷的 mRNA 结合并促进其体内内体逃逸和转染）、中性磷脂（形成脂质纳米颗粒的单分子磷脂层以促进细胞结合，破坏内体稳定并提高核酸递送效率）、胆固醇（填补脂质之间的间隙，稳定脂质纳米颗粒结构，调节膜的流动性，提高颗粒稳定性）和聚乙二醇化脂质（降低血清蛋白和网状内皮系统的清除率，减少脂质纳米颗粒聚集或融合，增强脂质纳米颗粒的空间稳定性）组成。此外还有蔗糖或海藻酸盐等稳定剂以提高脂质纳米颗粒和 mRNA 疫苗的稳定性，防止脂质黏度过高。

（7）聚合物纳米粒

聚合物纳米粒（polymer nanoparticle，PNP）由于易于合成，已成为 mRNA 递送的一种载体。所选用的聚合物在人体内可以降解而不产生有毒成分。这些纳米粒能够与 mRNA 结合，在生理 pH 下形成多聚复合物，有助于基因递送。通常情况下，聚合物纳米粒带有正电荷，以促进其与 mRNA 的静电吸附。同时，也可以通过使用可降解的连接物来实现 mRNA 与聚合物的共价连接。

（8）脂质多聚复合物

脂质多聚复合物（lipopolyplex）是一种双层结构的纳米递送平台，其核心是由聚合物包裹的 mRNA 分子，外部包裹着磷脂双层。作为一种非病毒基因递送载体，脂质多聚复合物综合了聚合物和脂质体的优点，具有良好的稳定性、低细胞毒性、高基因转染效率以及随着聚合物降解而逐渐释放 mRNA 分子的能力。其优异的树突状细胞靶向性可以更好地激活 T 细胞的免疫反应，从而达到理想的免疫治疗效果。

（9）病毒样颗粒

病毒样颗粒（virus like particle）包含病毒载体的大部分成分，如包膜和衣壳，但不包含病毒基因组。通过病毒工程技术，可以方便地改造病毒样颗粒。目前大多数基因编辑临床试验都涉及离体编辑，即细胞从患者体内取出，在体外编辑后重新引入患者体内。尽管这种方法适用于一些重要的细胞类型，但对大多数细胞类型来说不太适用。相比之下，体内基因编辑直接在体内编辑细胞，为治疗遗传疾病提供了更大的希望。然而，体内基因编辑需要能够高效、安全地将编辑剂直接递送至体内足够高比例的相关细胞，这是目前的一大挑战。

2021 年，*Science* 上发表的一项研究从人细胞中筛选到一种内源性的可形成 VLP 的蛋白，称为 PEG10，并鉴定出 PEG10 识别包装 mRNA 的特定信号序列，从而选择性地包封和递送其他 RNA，成功将 CRISPR/Cas9 系统以 mRNA 形式递送至人类和小鼠细胞中，实现了特定基因的编辑。

四、mRNA 治疗的应用

mRNA 是一种瞬时载体，将生命的遗传信息从 DNA 转移到核糖体，在核糖体内，遗传信息被翻译成蛋白质，进而执行生命功能。随着科技进步，mRNA 已被开发并用于多种疾病的预防和治疗。通过递送表达传染病、癌症抗原、基因编辑组分或疾病相关治疗性蛋白质的 mRNA，可以实现包括 mRNA 疫苗治疗、器官靶向治疗以及癌症免疫治疗等各种生物应用。

1. mRNA 疫苗

基于信使核糖核酸（mRNA）的药物，尤其是 mRNA 疫苗，已被广泛证明是免疫疗法中一种有前途的治疗策略。mRNA 疫苗通过特定的递送系统将表达抗原靶标的 mRNA 导入体内，在体内表达出蛋白并刺激机体产生特异性免疫反应，从而使机体获得免疫保护。

相比于传统疫苗，mRNA 疫苗在预防和治疗传染病方面存在显著优势：一是 mRNA 疫苗的研发周期短；二是针对病原体变异的反应速度快,能够快速开发新型候选疫苗应对病毒变异;三是 mRNA 疫苗采用体液免疫及 T 细胞免疫双重机制,免疫原性强;四是 mRNA 疫苗易进行规模化生产;五是 mRNA 疫苗不带有病毒成分,没有感染风险。

以流感病毒为例,流感病毒具有不断进化的特点,很难被彻底根除。针对流感病毒效应分子保守位点的单克隆抗体治疗普遍被认为是一种具有高度特异性和有效性的抗病毒方法。编码流感病毒效应蛋白保守区域的 mRNA 疫苗能够激发特异性抗体的产生,从而实现比传统疫苗更好的预防或治疗效果。

研究报道了首批两种针对流感病毒(H10N8 和 H7N9)的非复制 mRNA 疫苗的 I 期临床试验。结果显示,mRNA 疫苗耐受性良好,同时引发了强大的体液免疫反应。这项研究凸显了 mRNA 疫苗在处理高度可变病原体方面的潜力。

传统的季节性流感疫苗对流行性流感病毒株的保护作用有限,制造出有效的流行前疫苗也颇具挑战,目前人们还无法确定下一次大流行将由哪种流感病毒亚型引发。

为了解决这一问题,研究人员开发了一种核苷修饰的 mRNA 脂质纳米颗粒疫苗,编码来自所有已知流感病毒亚型和谱系的血凝素抗原。这种多价疫苗在动物实验中引发了高水平的交叉反应和亚型特异性抗体,为变异病毒抗原提供了保护。

此外,Moderna 公司的 mRNA - 1345 针对呼吸道合胞病毒(RSV)的疫苗在 60 岁及以上成年人中显示出 83.7%的预防呼吸道疾病有效性,凸显了 mRNA 疫苗在不同病原体防治中的巨大潜在应用价值。

2. 器官靶向治疗

CRISPR/Cas9 基因编辑和基于 mRNA 的蛋白质替代疗法在有效治疗多种细胞起源的致病突变方面具有巨大的潜力。但目前还无法合理地设计出选择性靶向特定组织的纳米颗粒。

2020 年，有研究团队提出了一种名为选择性器官靶向（SORT）的策略，通过添加补充 SORT 分子，系统地设计了多种脂质纳米颗粒。这些靶向肺、脾和肝脏的 SORT 脂质纳米颗粒可用于选择性编辑治疗相关的细胞类型，包括上皮细胞、内皮细胞、B 细胞、T 细胞和肝细胞。SORT 技术兼容多种基因编辑技术，包括 mRNA、Cas9 mRNA/单导 RNA 和 Cas9 核糖核蛋白复合物，有望帮助开发靶向组织中的蛋白质替代和基因校正疗法。

在心脏的治疗中，mRNA 技术也具有广泛的治疗潜力。修饰 mRNA（modRNA）的基因递送具有短暂但有效的蛋白质翻译和低免疫原性，风险较小。有研究比较并列出了 modRNA 相对于传统载体在心脏治疗中的优势，特别关注 modRNA 疗法在心脏修复中的应用，全面概述了 modRNA 在心肌细胞增殖、心脏血管形成和预防心脏凋亡中的作用。这为治疗心脏相关疾病提供了新的探究思路。

3. 癌症免疫疗法

近年来，免疫治疗已成为癌症治疗的突破性策略。mRNA 疫苗是一类创新的免疫疗法，其通过特定 mRNA 序列的递送，激发针对癌细胞的强烈且特异性免疫应答。除此以外，mRNA 在癌症免疫治疗中还可以作为一种有效的载体,在免疫靶点上传递治疗性抗体。

嵌合抗原受体 T 细胞治疗(CAR－T 细胞治疗)依靠对患者 T 细胞的体外操作来产生有效的癌症靶向疗法,被证明能够缓解急性淋巴细胞白血病。然而,目前的 CAR－T 细胞治疗使用病毒递送载体过程,其会诱导永久性嵌合抗原受体表达,并可能导致严重的不良反应。mRNA 已被研究用于诱导 T 细胞中嵌合抗原受体瞬时表达以减轻与病毒载体相关的不良反应,但它通常需要电穿孔才能递送 T 细胞 mRNA,这一过程可能具有细胞毒性。在这里,可电离的脂质纳米颗粒被设计用于将体外 mRNA 递送至人 T 细胞。2020 年,来自美国的科研人员将脂质纳米颗粒处理改造的 CAR－T 细胞与电穿孔的 CAR－T 细胞在与 Nalm－6 急性淋巴细胞白血病细胞的共培养试验中进行比较,两种 CAR－T 细胞治疗都具有有效的癌症杀伤活性。这些结果证明了脂质纳米颗粒将 mRNA 递送至原代人 T 细胞以诱导功能性蛋白表达的能力,并表明脂质纳米颗粒具有增强基于 mRNA 的 CAR－T 细胞治疗效应的潜力。

胃肠道肿瘤包括多种影响消化系统的恶性肿瘤,目前胃肠道肿瘤的治疗方式,包含手术、化疗和放疗等,但疗效有限,尤其是在疾病晚期。胃肠道肿瘤仍然是全球重大的医疗保健负担,需要开发创新的治疗策略。mRNA 疫苗已成为癌症免疫治疗中的方法之一,它具有利用免疫系统识别和消除肿瘤细胞的潜力。mRNA 疫苗具有多种优势,包括它们能够引发先天性和适应性免疫反应、易于生产以及对不同肿瘤类型的适应性。在胃肠道肿瘤的免疫治疗中,mRNA 疫苗作为一种治疗策略已被证明具有巨大的潜力。

五、mRNA 临床与前临床研究

目前，临床以及前临床研究中，以 mRNA 药物为基础的治疗方法已运用于各种疾病（表 5.2）。

表 5.2 mRNA 药物的临床试验

大 类	疾 病	药 物	临床阶段
传染病	流感	mRNA 1325	Ⅰ
	狂犬病	CV7201	Ⅰ
	HIV	iHIVARNA‑01	Ⅱ
		AGS‑004	Ⅱ
癌症	黑色素瘤	Lipo‑MERIT	Ⅰ
		RBL001/RBL002	Ⅰ
	急性髓系白血病	None	Ⅱ
		GRNVAC1	Ⅱ
	去势抵抗性前列腺癌	CV9103	Ⅰ/Ⅱ
		CV9201	Ⅰ/Ⅱ
其他	心力衰竭	AZD8601	Ⅱ
	囊性纤维化	MRT5005	Ⅰ/Ⅱ

1. 传染病疫苗

近年来传染病引起的一系列突发公共卫生事件对社会造成了巨

大的影响。疫苗是对抗传染病的重要工具。mRNA 疫苗具有良好的安全性、有效性，且疫苗生产具有快速、廉价和规模化生产的潜力，成为近年研究热点。目前，mRNA 疫苗已针对高传染性的流感病毒、寨卡病毒、狂犬病病毒和 HIV 进行深入研究和开发。

有报道显示，在 H7N9 流感病毒的血凝素和神经氨酸酶基因公布后的第 9 天，mRNA 候选疫苗就问世了。一项针对寨卡病毒的研究显示，注射 mRNA 疫苗的小鼠和恒河猴的胎盘受到的感染比例明显降低，且在恒河猴中证实了保护性体液免疫。狂犬病的 mRNA 疫苗 CV7201 成功在超过 70% 的参与者中引发了抗体反应，尽管科学家们在设计和测试方面付出了巨大努力，但预防性艾滋病毒疫苗的研发仍然面临挑战。虽然一些 HIV mRNA 疫苗已经进入临床试验，但尚未观察到抗病毒功效。总的来说，这些研究表明 mRNA 疫苗接种是一种有前途的对抗传染病的策略，但某些疾病，如艾滋病，仍需要更进一步研究和开发。

2. 癌症

免疫疗法通过刺激免疫系统实现对疾病的治疗，是一种不断发展且前景良好的癌症治疗方法。目前，常见的免疫疗法主要是免疫检查点阻断（ICB）、嵌合抗原受体 T 细胞治疗（CAR－T 细胞治疗）和疫苗。mRNA 癌症疫苗平台已得到开发，并因其在推动癌症免疫周期和安全性方面的独特功效而取得了非常好的成果。同时，针对黑色素瘤、胶质母细胞瘤、急性髓系白血病（AML）和肾细胞癌（RCC）的 mRNA 疫苗表现出对免疫治疗的积极反应，值得在 mRNA 疫苗领域进行深入的探索。

针对黑色素瘤的治疗,相关研究已进行了多项临床测试,包括三种非基于树突状细胞的 mRNA 疫苗和七种基于树突状细胞的 mRNA 疫苗。然而,所有基于树突状细胞的 mRNA 疫苗均未能获得显著改善转移性黑色素瘤患者的临床结果,且超过一半的参与者在临床试验期间出现疾病恶化。BioNTech 公司开发的一种针对转移性黑色素瘤的 mRNA 疫苗显示出一定效果,注射后癌细胞在放射学上未检测到病变,并且在注射后 23 个月仍未复发。该疫苗利用脂质纳米颗粒生成抗黑色素瘤 mRNA 疫苗,静脉注射后患者疑似癌细胞转移得到了消退。虽然数据不一致,但进一步的研究可能有助于确认 mRNA 疫苗作为黑色素瘤的免疫疗法的有效性。

mRNA 疫苗接种被认为是治疗胶质母细胞瘤的一种有前途的策略。通过使用患者胶质母细胞瘤的 mRNA 拷贝生成基于树突状细胞的 mRNA 疫苗,与匹配对照相比,癌细胞扩散速率降低了 2.9 倍(NCT00961844)。对于急性髓系白血病已开发出两种基于树突状细胞的 mRNA 疫苗,以降低完全缓解的急性髓系白血病(AML)患者的复发风险(NCT00510133 和 NCT00965224);与健康对照组相比,带有 WT1 mRNA 的电穿孔树突状细胞可降低疫苗接种者的复发率,接种疫苗的 19 名患者中有 11 名的病情完全缓解。肾细胞癌(RCC)的死亡率仍然很高,目前已经开发出两种 mRNA 疫苗来治疗肾细胞癌(RCC)。基于树突状细胞的 mRNA 疫苗对晚期肾细胞癌(RCC)治疗显示出中等功效(NCT00678119)。另一种抗肾细胞癌(RCC)mRNA 疫苗特异性免疫反应似乎与患者的长期生存有关,还需进一步开展研究。

3. 其他疾病

蛋白质替代治疗在用有利的蛋白质替代缺失或缺陷的蛋白质方面具有广泛的应用,如今基于 mRNA 的疗法已成为蛋白质替代疗法的新支柱,在心脏病、肺部疾病、血液系统疾病、代谢疾病、肌肉萎缩等各个领域得到了广泛的探索。然而,大多数基于 mRNA 的蛋白质替代疗法还处于临床前状态,只有编码血管内皮生长因子(VEGF)(NCT03370887)和囊性纤维化跨膜转导调节因子(CFTR)(NCT03375047)的 mRNA 药物进入了临床开发。研究证明,血管内皮生长因子 mRNA 治疗(AZD8601)可保护小鼠免受心力衰竭的影响,并显著减少心肌细胞的凋亡,同时增加毛细血管密度,该研究的临床试验仍在进行中(NCT03370887)。

目前,基于 mRNA 的疗法主要集中在肿瘤免疫疗法和传染病方面,探索其在其他疾病中的潜力和机制是下一个重点。毫无疑问,基于 mRNA 的疗法已成为对抗疾病的强大且多功能的工具,其优势不仅在规模化生产上,而且在临床安全性以及预防或治疗效果方面也得到了充分验证。基于当前的发展态势,可以预见,除了持续进行 mRNA 疫苗在预防传染病方面的深入研究外,积极开发 mRNA 在肿瘤治疗领域的新兴策略亦将在未来取得突破性进展。

六、mRNA 疗法的挑战

外源性 mRNA 分子需要有效地穿过细胞膜并进入细胞质才能发挥作用。然而,由于细胞膜的生物学特性以及 mRNA 分子的特殊结构,其传递效率往往较低,限制了其在体内的分发和作用范围。现常用的递送系统如脂质纳米颗粒,颗粒过大则不易降解且易产生细胞毒性,颗粒过小则不易穿过细胞膜,因此寻求纳米脂质的大小平衡成为关键点。此外,在递送过程中,mRNA 的靶向性较差,目前关于如何将 mRNA 准确地递送至靶细胞,以及如何实现有效治疗剂量水平的确切方法尚不明确,mRNA 疗法在个体间或个体内的剂量和效应变化情况也需进一步深入研究。与传统的小分子药物不同,mRNA 治疗往往需要更为精确的剂量调控才能实现良好的治疗效果,因此,如何在个性化治疗中确定一致的 mRNA 剂量,成为另一个阻碍临床开发的重要障碍。

在免疫应答方面,外源性和配制的 mRNA 可能被各种固有免疫反应识别为外来入侵,其具有的免疫刺激作用会激活免疫系统,触发机体的免疫反应,包括但不限于炎症反应和抗体产生。对于疫苗接种,mRNA 本身具有的强大免疫激活作用可能是有利的,但对于非免疫疗法相关的应用(如蛋白质替代疗法),这种免疫激活则会导致细胞过度死亡。为了解决这一问题,有研究尝试通过 5′帽子类似物修饰的方法来抑制 RNA 的免疫原性并促进蛋白质翻译。5′UTRs 和 3′UTRs 的化学优化和序列优化可以提高 mRNA 的稳定性,延长翻译时间。通过密码子优化修饰 ORF,富集鸟嘌呤和胞嘧啶含量,使用修饰的核苷(如假尿苷、N6-甲基腺苷等)可以提高 mRNA 的稳定性和翻译效能,同时提高其翻译效能和稳定性,降低其免疫原性。这些以 mRNA 修饰为核心的技术为 mRNA 的治疗应用作出了至关重要的贡献,极大地推动了 mRNA 疗法的发展。然而,这种核苷修饰相对昂贵,不仅提高了治疗成本,在序列设计的过程中也增加了额外限制。

除此之外，mRNA 疫苗的储存和运输过程中的稳定性也是需要考虑的一方面。冷冻干燥是提高液体疫苗配方稳定性的常用技术。有研究报道，当添加海藻糖作为冷冻保护剂时，冻干的 RNA 可以在 4 ℃下稳定 10 个月。在实验室环境中，冷冻干燥已被用于提高脂质纳米颗粒 mRNA 疫苗配方的保质期。含 RNA 的冻干脂质纳米颗粒在 4 ℃的环境中于 21 个月内均保持了生物物理特性和体内蛋白表达能力；同样，在室温下，这一保持时间也长达 8 个月。但最近在一项研究中报道了脂质纳米颗粒冻干后体内 mRNA 出现传递效率下降的现象。且冻干是一个复杂、昂贵和缓慢的过程，涉及额外的步骤，如干燥和重建。但目前也有一些其他干燥方式如喷雾干燥、真空干燥、泡沫干燥和超临界流体干燥等成功地用于提高生物制药制剂的稳定性，包括疫苗。显然，mRNA 药物干燥保存条件的优化也是增强其稳定性的重大因素之一。

mRNA 治疗作为一种潜在的革命性技术，为治疗各种疾病提供了全新的可能性。然而，其仍面临着诸多挑战，包括免疫反应、稳定性、传递效率等方面的问题。当前的研究进展表明，虽然存在一定的挑战，但也有望通过不断的研究和创新来推动 mRNA 疗法的发展和应用。未来，人们可以期待更多的突破和创新，为 mRNA 疗法的广泛应用和推广开辟更为广阔的前景。

近三十年来，科学和临床领域的持续进步，揭示了 mRNA 疗法充满希望的未来。现在,人们能够利用高度自动化、易于扩展且无细胞的技术,通过简单的操作,迅速将编码任何蛋白质的 mRNA 推向临床应用。此外,随着新型脂质纳米颗粒和非脂质纳米颗粒载体的不断涌现,mRNA 疗法的副作用将得到进一步减轻,其承载能力也将得到增强。同时,重复给药策略的实施也将促进酶替代治疗领域新方法的发展。简而言之,mRNA 疗法正站在一个崭新的起点上,预示着一个更加便捷、高效且个性化的医疗治疗新时代即将到来。

思考与练习

1. mRNA 作为治疗剂的重要性体现在哪些方面? 它在哪些疾病治疗上有应用前景?

2. 在生物科技和医学领域,mRNA 是如何被应用的? 它的应用范围有哪些特点?

3. mRNA 疫苗的生产流程包括哪些步骤? 相比传统疫苗,mRNA 疫苗有哪些优势?

4. 在探索 mRNA 疗法时,有哪些方面需要深入研究? 其面临的主要挑战是什么? 是否已有解决方案或进展?

本章参考文献

[1] A Amin,A Z Dudek,T F Logan, et al. Survival with AGS-003, an autologous dendritic cell-based immunotherapy, in combination with sunitinib in unfavorable risk patients with advanced renal cell carcinoma(RCC):Phase 2 study results. *J Immunother Cancer*. 2015,3:14.

[2] A N Kuhn,M Diken,S Kreiter, et al. Phosphorothioate cap analogs increase stability and translational efficiency of RNA vaccines in immature dendritic cells and induce superior immune responses in vivo. *Gene Ther*. 2010,17(8):961 -

971.

［ 3 ］　A Raguram，S Banskota，D R Liu. Therapeutic in vivo delivery of gene editing agents. *Cell*. 2022，185(15)：2806－2827.

［ 4 ］　C P Arevalo，M J Bolton，V Le Sage，et al. A multivalent nucleoside-modified mRNA vaccine against all known influenza virus subtypes. *Science*. 2022，378 (6622)：899－904.

［ 5 ］　D Benteyn，C Heirman，A Bonehill，et al. mRNA-based dendritic cell vaccines. *Expert Rev Vaccines*. 2015，14(2)：161－176.

［ 6 ］　D M Mauger，B J Cabral，V Presnyak，et al. mRNA structure regulates protein expression through changes in functional half-life. *Proc Natl Acad Sci U S A*. 2019，116(48)：24075－24083.

［ 7 ］　E Grudzien-Nogalska，J Jemielity，J Kowalska，et al. Phosphorothioate cap analogs stabilize mRNA and increase translational efficiency in mammalian cells. *RNA*. 2007，13(10)：1745－1755.

［ 8 ］　E V Batrakova，M S Kim. Using exosomes，naturally-equipped nanocarriers，for drug delivery. *J Control Release*. 2015，219：396－405.

［ 9 ］　F Wang，T Zuroske，J K Watts. RNA therapeutics on the rise. *Nat Rev Drug Discov*. 2020，19(7)：441－442.

［10］　F Zarghampoor，N Azarpira，S R Khatami，et al. Improved translation efficiency of therapeutic mRNA. *Gene*. 2019，707：231－238.

［11］　G Maruggi，E Chiarot，C Giovani，et al. Immunogenicity and protective efficacy induced by self-amplifying mRNA vaccines encoding bacterial antigens. *Vaccine*. 2017，35(2)：361－368.

［12］　G Tavernier，O Andries，J Demeester，et al. mRNA as gene therapeutic：how to control protein expression. *J Control Release*. 2011，150(3)：238－247.

［13］　H V Fineberg. Pandemic preparedness and response—lessons from the H1N1 influenza of 2009. *N Engl J Med*. 2014，370(14)：1335－1342.

［14］　I Hoerr，R Obst，H G Rammensee，et al. In vivo application of RNA leads to induction of specific cytotoxic T lymphocytes and antibodies. *Eur J Immunol*. 2000，30(1)：1－7.

［15］　J A Kyte，S Aamdal，S Dueland，et al. Immune response and long-term clinical outcome in advanced melanoma patients vaccinated with tumor-mRNA-transfected dendritic cells. *Oncoimmunology*. 2016，5(11)：e1232237.

［16］　K J Kallen，R Heidenreich，M Schnee，et al. A novel，disruptive vaccination technology：self-adjuvanted RNActive((R)) vaccines. *Hum Vaccin Immunother*.

2013，9(10)：2263 - 2276.

[17] K Kariko，H Muramatsu，F A Welsh，et al. Incorporation of pseudouridine into mRNA yields superior nonimmunogenic vector with increased translational capacity and biological stability. *Mol Ther*.2008，16(11)：1833 - 1840.

[18] L M Kranz，M Diken，H Haas，et al. Systemic RNA delivery to dendritic cells exploits antiviral defence for cancer immunotherapy. *Nature*. 2016，534(7607)：396 - 401.

[19] L Warren，P D Manos，T Ahfeldt，et al. Highly efficient reprogramming to pluripotency and directed differentiation of human cells with synthetic modified mRNA. *Cell Stem Cell*. 2010，7(5)：618 - 630.

[20] M Sebastian，A Schroder，B Scheel，et al. A phase I/IIa study of the mRNA-based cancer immunotherapy CV9201 in patients with stage IIIB/IV non-small cell lung cancer. *Cancer Immunol Immunother*，2019. 68(5)：799 - 812.

[21] M Segel，B Lash，J Song，et al. Mammalian retrovirus-like protein PEG10 packages its own mRNA and can be pseudotyped for mRNA delivery. *Science*. 2021，373(6557)：882 - 889.

[22] M Strenkowska，R Grzela，M Majewski，et al. Cap analogs modified with 1,2-dithiodiphosphate moiety protect mRNA from decapping and enhance its translational potential. *Nucleic Acids Res*. 2016，44(20)：9578 - 9590.

[23] N Pardi，M J Hogan，F W Porter，et al. mRNA vaccines - a new era in vaccinology. *Nat Rev Drug Discov*. 2018，17(4)：261 - 279.

[24] Q Cheng，T Wei，L Farbiak，et al. Selective organ targeting (SORT) nanoparticles for tissue-specific mRNA delivery and CRISPR-Cas gene editing. *Nat Nanotechnol*. 2020，15(4)：313 - 320.

[25] R A Feldman，R Fuhr，I Smolenov，et al. mRNA vaccines against H10N8 and H7N9 influenza viruses of pandemic potential are immunogenic and well tolerated in healthy adults in phase 1 randomized clinical trials. *Vaccine*. 2019，37(25)：3326 - 3334.

[26] R J Jackson，C U Hellen，T V Pestova. The mechanism of eukaryotic translation initiation and principles of its regulation. *Nat Rev Mol Cell Biol*. 2010，11(2)：113 - 127.

[27] R She，J Luo，J S Weissman. Translational fidelity screens in mammalian cells reveal eIF3 and eIF4G2 as regulators of start codon selectivity. *Nucleic Acids Res*.2023，51(12)：6355 - 6369.

[28] S Linares-Fernandez，C Lacroix，J Y Exposito，et al. Tailoring mRNA Vaccine

to Balance Innate/Adaptive Immune Response. *Trends Mol Med*. 2020，26(3)：311－323.

[29] S M Rittig，M Haentschel，K J Weimer，et al. Long-term survival correlates with immunological responses in renal cell carcinoma patients treated with mRNA-based immunotherapy. *Oncoimmunology*. 2016，5(5)：e1108511.

[30] S G Qin，X S Tang，Y T Chen，et al. mRNA-based therapeutics：powerful and versatile tools to combat diseases. *Signal Transduct Target Ther*. 2022，7(1)：166.

[31] S Rauch，J Lutz，A Kowalczyk，et al. RNActive(R) Technology：Generation and Testing of Stable and Immunogenic mRNA Vaccines. *Methods Mol Biol*. 2017，1499：89－107.

[32] T Carvalho. mRNA vaccine effective against RSV respiratory disease. *Nat Med*. 2023，29(4)：755－756.

[33] T M Allen，P R Cullis. Liposomal drug delivery systems：from concept to clinical applications. *Adv Drug Deliv Rev*. 2013，65(1)：36－48.

[34] U Sahin，K Kariko，O Tureci. mRNA-based therapeutics—developing a new class of drugs. *Nat Rev Drug Discov*. 2014，13(10)：759－780.

[35] V Anttila，A Saraste，J Knuuti，et al. Synthetic mRNA Encoding VEGF-A in Patients Undergoing Coronary Artery Bypass Grafting：Design of a Phase 2a Clinical Trial. *Mol Ther Methods Clin Dev*. 2020，18：464－472.

[36] V Hatzivassiloglou，P A Duboue，A Rzhetsky. Disambiguating proteins，genes，and RNA in text：a machine learning approach. *Bioinformatics*. 2001，17 Suppl 1：S97－106.

[37] W De Jong，J Aerts，S Allard，et al. iHIVARNA phase IIa，a randomized，placebo-controlled，double-blinded trial to evaluate the safety and immunogenicity of iHIVARNA-01 in chronically HIV-infected patients under stable combined antiretroviral therapy. *Trials*. 2019，20(1)：361.

[38] Y Jansen，V Kruse，J Corthals，et al. A randomized controlled phase II clinical trial on mRNA electroporated autologous monocyte-derived dendritic cells (TriMixDC-MEL) as adjuvant treatment for stage III/IV melanoma patients who are disease-free following the resection of macrometastases. *Cancer Immunol Immunother*. 2020，69(12)：2589－2598.

[39] Y F Xiao，Z M Tang，X G Huang，et al. Emerging mRNA technologies：delivery strategies and biomedical applications. *Chem Soc Rev*. 2022，51(10)：3828－3845.

第六章
肠道共生菌与心血管健康

钟 丹

生物医学前沿

本章学习目标

1. 全面了解人体肠道共生菌的核心概念和结构特征；

2. 理解肠道共生菌在心血管健康中的重要作用；

3. 全面了解肠道共生菌调节心血管健康的方式。

　　人类皮肤、肠道、口腔中丰富的微生物是帮助机体正常发育和维护健康的重要"伙伴"。早在公元 4 世纪，东晋医学家葛洪的医学著作《肘后备急方》中便记载了使用人粪便上清液治疗病人严重食物中毒、腹泻、发热的方法——"绞粪汁，饮数合至一二升，谓之黄龙汤，陈久者佳"，"饮粪汁一升，即活"。李时珍的《本草纲目》中也有发酵粪便的上清液、新鲜粪汁、干粪便及婴儿粪便用于治疗腹泻、便秘或腹痛等多种适应证的记录。

　　西方现代医学中，最早的记录是在 19 世纪 50 年代，来自美国的一名外科医生用粪便移植治疗当时称为"伪膜性肠炎"的肠道疾病，大大降低了患者的死亡率。"伪膜性肠炎"现临床称为艰难梭菌感染（*Clostridium difficile* infection，CDI），是一种常见的医疗相关感染，人们在接受抗生素治疗后可能改变肠道微生物的平衡，使有害菌艰难梭菌过度繁殖并释放毒素，导致腹泻、腹痛和发烧，在慢性病患者或 65 岁以上的老年患者中，可能会产生严重后果，导致器官衰竭甚至死亡。美国每年因 CDI 导致约 2 万人死亡。2023 年，美国食品药物管理局（FDA）先后批准了两款粪便微生物治疗药物，Seres Therapeutics 公司的 Vowst 和 Ferring 制药公司的 Rebyota，分别用于预防 CDI 的复发和 CDI 发生后的治疗，这是可口服的粪便菌群产品正式迈入临床应用的重要一步。而现代医学研究更是发现，粪便中这些定植在肠道的共生"伙伴"除了可以治疗肠道疾病外，还可以通过代谢、免疫调节等方式影响肠道以外的组织器官功能，对于代谢性疾病、心血管疾病、自身免疫性疾病、精神类疾病具有重要影响。

一、肠道共生菌与心血管健康概述

心血管疾病（cardiovascular disease，CVD）已成为全球高发病率和死亡率的主要疾病之一。在美国，每 3 例死亡中就有 1 例是由心血管疾病导致的，在欧洲这一比例为四分之一。由于现代人饮食和工作方式的转变，使得肥胖、2 型糖尿病（T2DM）和代谢综合征等心血管疾病常见诱因的增加，迫使研究人员开发更有效的策略改善心脏和机体的代谢紊乱，预防心血管疾病的发生。

近年来，越来越多的研究发现肠道共生菌对人类健康和疾病的重要影响。"有益"的肠道共生菌维护宿主代谢、免疫、造血等系统的稳态,而"生态失调"的肠道菌群组成则被证实与多种疾病(肥胖、糖尿病、动脉粥样硬化、心力衰竭、孤独症、阿尔茨海默病等)的发生发展密切相关,微生物测序分析等手段揭示了与心血管疾病发病相关的肠道共生菌组成特征性的丰富信息。

　　肠道菌群可以通过参与代谢的方式影响宿主健康,不同的肠道菌群组成意味着肠道菌群的代谢潜力的差异,失衡的肠道菌群代谢已被证实是导致某些心血管疾病发生的因素之一。一项由来自法国、德国、英国、丹麦、瑞典、以色列、比利时等多个国家科研人员共同合作的临床研究,招募了包括健康个体、缺乏明显缺血性心脏病(ischemic heart disease,IHD)诊断症状的 1 241 名欧洲中年代谢异常(肥胖或 2 型糖尿病)患者,以及处于急性冠脉综合征、慢性 IHD 和 IHD 合并心力衰竭三个不同临床阶段的 IHD 患者,对患者的临床表型、肠道宏基因组、血清和尿液代谢组特征进行分析,结果发现在调整了药物和生活方式的影响后,可区分 IHD 个体与健康个体的微生物组和代谢组特征中,约75%在表现出代谢异常的个体中已经存在,这表明肠道微生物组和代谢组的改变可能早在 IHD 临床发病之前就开始。进一步对与早期代谢障碍相关的微生物组和代谢组特征进行分类,这些特征与一般 IHD 或 IHD 的 3 种亚型,或者与 IHD 的恶化或缓解均相关。上述结果表明微生物组和代谢组特征与 IHD 病理、生理过程密切相关。

　　肠道中的共生微生物通过分解、发酵食物中的营养物质,产生大量复杂多样的代谢物,可被机体直接吸收进入体循环,也可被宿主酶进一步代谢后对机体产生影响。例如,研究已证实肠道菌群可通过三甲胺/氧化三甲胺(TMA/TMAO)、短链脂肪酸(SCFA)、胆汁酸等代谢物调节宿主心血管健康。此外,肠道菌群还可通过非代谢依赖性的方式参与心血管疾病的发生发展。心力衰竭发生后,会伴随发生内脏循环充血、肠壁黏膜屏障功能受损,使定植在肠道的细菌发生移位,菌体和细菌来源的分子碎片进入体循环,增强机体炎症反应水平,促进心力衰竭的进一步发展。由此可见,肠道菌群可通过多种方式与宿主相互作用,影响宿主的代谢、免疫、心血管等多方面的健康。由于肠道共生菌组成受到饮食和治疗干预措施的调节,了解心血管疾病和肠道共生微生物之间的相互作用,可为预防和治疗心血管疾病开辟新的途径。

二、肠道共生菌调控宿主健康

1. 肠道共生菌的组成

所有的生命体都是由其本体和共生微生物(commensal microbiota)组成的复合体,共生微生物包括大量的细菌、古细菌、病毒和单细胞真核生物,这些共生微生物群落定植在宿主的各种黏膜表面,参与调节宿主多方面的生理生化过程,是影响机体细胞、组织、器官发育的重要因素。其中,肠道是共生微生物定植最丰富的部位,尤其是在结肠中。结肠腔是具有丰富营养物质的厌氧环境,是肠道共生菌群定植的首选部位,肠道共生菌群也是目前研究最多的共生菌。

婴儿期的肠道微生物组成受生产方式、喂养方式等因素的影响。出生后第一年,肠道共生菌群组成个体差异较大,随时间变化差异波动较大,菌群多样性随着年龄增长而增加,到2—3岁时的婴儿肠道共生菌群组成开始逐渐稳定,表现出类似成年肠道共生菌的特征。成年的肠道中含有 500—1 000 种微生物,数量达到 10^{14} cfu(colony forming unit,菌落形成单位),甚至超过机体自身细胞数量。成年肠道菌群 90% 由厚壁菌门(Firmicutes)及拟杆菌门(Bacteroidetes)的细菌组成,剩余部分来自变形菌门(Proteobacteria)、放线菌门(Actinobacteria)、梭杆菌门(Fusobacteria)、疣微菌门(Verrumicrobia)及蓝细菌门(Cyanobacteria)等。共生菌的定植从肠道近端到远端数量逐渐增多,胃中每克内容物约含细菌 10 cfu,十二指肠中每克内容物约含细菌 10^3 cfu,回肠中每克内容物中细菌含量增加至 10^4 cfu,而结肠中每克内容物中的细菌含量高达 10^7 cfu,种类的多样性也随之增加。影响肠道共生微生物的组成的因素很多,分娩方式、个体遗传变异、环境因素(包括生活习惯、饮食特征、抗生素药物的摄入等)、疾病等多种因素都会改变它们的组成,同时宿主自身的基因、免疫系统也是影响肠道菌群组成的重要因素。

2. 肠道共生菌影响宿主健康的方式

肠道菌群参与宿主代谢,最主要的分解代谢途径是糖水解途径和蛋白水解途径。它们可将食物中难以被宿主自身分解消化的多糖水解,产生包括短链脂肪酸(short-chain fatty acid,SCFA)在内的多种可被宿主吸收利用的化合物。短链脂肪酸不仅可以作为细胞的能量来源物质,还被证明具有抗炎活性,可改善疾病状态下机体异常增高的炎症水平。而蛋白水解途径则可产生胺、硫醇、酚、吲哚等多种具有生理活性的化合物,影响宿主生理、生化过程。

肠道菌群是肠黏膜屏障的重要组成部分,能够阻止病原微生物的繁殖和入侵,参与调节营养物质的摄取和代谢。除了参与食物消化外,肠道菌群还可调控宿主生物合成、炎症和免疫应答,影响肠道、胰腺、大脑、造血干细胞、神经系统等组织器官的发育和功能。健康的肠道菌对维护宿主免疫系统的稳态,骨髓造血干细胞活性与功能均具有重要意义。成年菌群组成的失衡可导致免疫和造血系统出现异常,机体的抗感染能力下降。肠道共生菌不仅作用于定植部位肠道,对远端器官组织如大脑、胰腺、肝脏、心血管、肿瘤免疫微环境都有影响。不同组成的肠道共生菌预示着它们对机体的不同影响,很多疾病如胃肠疾病,肥胖、糖尿病等代谢性疾病,以及自身免疫疾病、心血管病变、神经和精神类疾病的发生,都被证实与肠道共生菌群的失衡具有相关性。

三、肠道菌群影响宿主心血管功能的机制

1. 肠道共生菌群组成改变

大多数肠道菌群主要由厚壁菌门细菌、拟杆菌门细菌、放线菌门细菌、变形菌门细菌组成,不同种属水平细菌的相对丰度存在差异。肠道菌群的组成多样性在个体间存在差异,其受到宿主遗传因素和环境因素共同调节,药物的使用、生活方式、饮食习惯、运动情况、疾病状态等均可对菌群的构成产生影响。测序技术的发展使肠道菌群组成特征得以更加全面地表征,研究者对肠道菌组成对心血管疾病的潜在作用也进行了大量探索。

2. 肠道共生菌来源的信号分子影响心血管健康

肠道共生菌群可通过多种途径对宿主产生影响,与心血管疾病

联系起来的机制是多方面的。例如,微生物代谢产物对动脉粥样硬化和血栓形成有着直接影响;细菌及其产物也可通过免疫、代谢调节,进而影响心血管健康;多种肠道共生菌来源的代谢物被证实与心血管疾病的发生发展有关联。

脂多糖和肽聚糖是细菌细胞壁的组成成分,可与宿主黏膜表面细胞相互作用,结合宿主细胞表面的病原相关分子模式(pathogen-associated molecular pattern,PAMP)识别受体,触发许多下游效应应答信号,影响炎症和免疫应答,特别是在肠壁屏障功能受损的情况下,可对宿主的免疫应答进行调节。

肠道微生物群还可类似内分泌器官一样对宿主发挥调控作用,将环境中的营养物质转化为可影响宿主代谢表型的激素样信号。N-氧化三甲胺(TMAO)是西方膳食中富含的胆碱、磷脂酰胆碱、左旋肉碱和其他含甲胺的营养物质,经肠道共生菌和宿主共同代谢后的产物,其在心血管疾病中发挥促进作用。上述胆碱类营养物质在肠道菌介导下产生三甲胺,三甲胺进入体内被肝脏中的单加氧酶(FMO)转化为氧化三甲胺(TMAO),氧化三甲胺可促进血栓生成,以及动脉粥样硬化和心力衰竭的发展。血浆中氧化三甲胺含量的增加可独立于肾功能和心血管疾病并发症,作为预测患者心血管疾病死亡风险的独立指标。短链脂肪酸(SCFA)是由肠道菌群将食物中的粗纤维等复杂碳水化合物发酵而产生的一类代谢物,被证实具有免疫调节特性,具有减轻炎症、氧化应激和改善血管张力等保护作用,可能影响心血管疾病的发生风险。多项研究报告了心血管疾病患者肠道中产生短链脂肪酸的细菌比例变化,在这些由肠道共生菌产生的短链脂肪酸中,丁酸盐通过多种机制对心血管系统产生有益作用,是组蛋白去乙酰化酶（histone deacetylase，HDAC）的有效抑制剂，可发挥表观遗传调控效应，抑制组蛋白去乙酰化酶可保护心脏免于病理性肥大和缺血。

肠道细菌来源的多种芳香族氨基酸及其衍生的代谢物与三年内新发主要不良心血管事件（major adverse cardiovascular event，MACE）风险（心肌梗死、卒中或死亡）和全因死亡率相关，且独立于传统危险因素。与新发 MACE 和较差生存风险相关的关键肠道菌群芳香族衍生物包括：苯乙酰谷氨酰胺和苯乙酰甘氨酸（来自苯丙氨酸）；对甲酚（来自酪氨酸）产生的对甲酚硫酸酯和对甲酚葡糖醛酸酯；产生 4-羟基-苯基乳酸（来自酪氨酸）的 4-羟基-苯甲酸和 4-羟基-马尿酸；产生吲哚葡糖醛酸苷和硫酸吲哚（来自色氨酸）的吲哚；产生吲哚-3-乳酸和吲哚-3-乙酰-谷氨酰胺的吲哚-3-丙酮酸（来自色氨酸）和 5-羟基-吲哚-3-乙酸（来自色氨酸）。

肠道共生菌在维持人体健康和疾病易感性方面发挥着重要作用。人类肠道中编码的细菌基因数量远远超过人类的基因总数，这赋予了肠道菌群产生一系列具有功能活性的代谢物的巨大潜力。

四、肠道共生菌参与心血管疾病的发生

1. 肠道共生菌与动脉粥样硬化

肠道菌群影响动脉粥样硬化斑块的稳定性，斑块中检测到的细菌 DNA 同样在该个体的肠道中被检测到，表明斑块中的细菌可能来源于肠道共生菌。粪便菌群宏基因组测序结果发现，不稳定斑块患者粪便中的菌群组成明显区别于稳定斑块患者，*Roseburiam* 细菌比

例减少,菌群产生的促炎肽聚糖增加,产生具有抗炎作用的胡萝卜素的能力减弱。除了肠道共生菌外,部分口腔菌群成员也在动脉粥样硬化斑块中被检测到,基于牙周疾病与心血管疾病间的一些流行病学关联,科研人员也在开展口腔共生菌与心血管疾病相互关系的研究。

除肠道共生菌群组成的改变外,肠道共生菌群的代谢物也是影响心血管疾病发生的因素。肠道菌代谢物三甲胺(TMA)经肝脏氧化为氧化三甲胺(TMAO),这些代谢物因被证明可促进动脉粥样硬化和心脏代谢性疾病而受到关注。膳食中的红肉、奶制品、蛋类含丰富的胆碱、磷脂酰胆碱和左旋肉碱类化合物,这类化合物被肠道共生菌分解后产生三甲胺(TMA),三甲胺(TMA)经肠道吸收进入体内,在肝脏中被单加氧酶氧化,生成氧化三甲胺(TMAO),研究人员在动物模型上证明了三甲胺/氧化三甲胺的促动脉粥样硬化作用。多项临床样本数据研究中也发现,患者血液中氧化三甲胺(TMAO)水平与动脉粥样硬化斑块大小和心血管不良事件发生的风险正相关。测序对比杂食者和素食者的肠道菌群组成和功能发现,素食者肠道共生菌将肉碱转化为三甲胺(TMA)的能力明显低于杂食者肠道菌群。上述的研究结果证明了氧化三甲胺(TMAO)是促进心肌梗死风险增加的直接因素之一,有望作为动脉粥样硬化斑块不稳定性和病程发展的标志物,也反映了肠道微生物深度参与动脉粥样硬化发生、发展过程。

细菌来源的代谢物苯乙酰谷氨酰胺也被证实可增强主动脉损伤小鼠模型血小板活性和增加血栓形成的风险。肠道中细菌产生的 *porA* 基因可促进食物中的苯丙氨酸转化为苯乙酸,苯乙酸进一步被宿主代谢转化为苯乙酰谷氨酰胺和苯乙酰甘氨酸,它们可通过 α2A、α2B 和 β2 肾上腺素能受体的介导,促进血小板反应和血栓形成。可见,肠道共生菌可能通过多种机制影响心血管中血小板活性,影响心血管健康。

2. 肠道共生菌与心肌梗死

急性心肌梗死(acute myocardial infarction,AMI)患者的肠道共生菌群明显区别于健康人群。AMI 患者肠道共生菌丰富度降低,但多样性无明显变化,其中拟杆菌门菌群和疣菌门菌群的丰度增加,变形菌门菌群丰度呈下降趋势。

我国最新的一项临床研究纳入了 190 名志愿者,包括 93 例稳定型冠状动脉疾病(stable coronary artery diseases,SCAD)患者、49 例急性心肌梗死(AMI)患者和 48 例冠状动脉正常(NCA)者,检测其血液生化指标、基于 16S rRNA 的肠共生菌群测序和基于核磁共振的粪便/血液/尿液代谢产物。结果发现,与 SCAD 患者或 NCA 者相比,AMI 患者在肠道共生菌群和血清/尿液/粪便代谢产物方面存在特异性变化。有 14 个菌属和 30 个代谢物(粪便中 11 个、血液中 10 个、尿液中 9 个)与 AMI 表型密切相关,能够用以准确区分 AMI 患者和 SCAD 患者。另枝菌属(*Alistipes*)、链球菌属(*Streptococcus*)、瘤胃球菌属(*Ruminococcus*)、乳杆菌属(*Lactobacillus*)和粪杆菌属(*Faecalibacterium*)的某些菌种可有效区分 AMI 和 SCAD,并在独立的冠心病患者队列中证实了它们的预测能力。进一步将上述指标过滤后,发现包括 4 个菌属、3 个粪便代谢物和 2 个尿液代谢物在内的 9 个指标可作为区分 AMI 和 SCAD 的无创生物标志物集。

我国另一项已完成的研究中发现,ST段升高型心肌梗死(ST-elevation myocardial infarction)患者肠道细菌移位产物与炎症生物标志物和缺血再灌注损伤(ischemia reperfusion injury)的严重程度具有相关性。变形菌门占比的急剧增加被认为是缺血再灌注损伤后生态失调的标志,这与肠道细菌移位有关。使用小鼠模型确定了心肌缺血再灌注损伤对肠道共生菌群失调和移位的影响,抗生素"鸡尾酒"可阻断肠道细菌移位,进而减轻过度炎症反应和髓系细胞动员减轻心肌缺血再灌注损伤,提示在心肌缺血再灌注损伤中存在双向的"心脏-肠道-微生物-免疫"轴。给予小鼠由肠道L细胞分泌的一种内分泌肽——胰高血糖素样肽2(Glucagon-like peptide 2,GLP–2)可防止细菌移位,进而降低全身炎症反应,减轻缺血再灌注损伤。上述研究发现了心肌缺血再灌注损伤中,"心脏-免疫-肠道微生物"轴双向交流,并证明了肠道细菌移位是加剧炎症损伤的关键因子。

肠道微生物来源的短链脂肪酸(SCFA)在维持宿主免疫成分和心肌梗死(MI)后的修复方面发挥着重要作用。抗生素治疗的小鼠在心肌梗死(MI)后表现出剧烈的剂量依赖性死亡率。肠道菌群清除与髓系细胞和短链脂肪酸(乙酸盐、丁酸盐和丙酸盐等)含量显著降低有关,心肌梗死后CX3CR1$^+$单核细胞向梗死周围区域的浸润减少,使心肌梗死后修复受损。通过粪便重建、移植单核细胞或膳食中补充短链脂肪酸后,小鼠的生理状态和生存均明显改善。心肌梗死(MI)与肠道微生物群落的重组有关,如乳酸杆菌减少。在抗生素治疗的小鼠中,在心肌梗死(MI)前补充益生乳杆菌可恢复髓系细胞比例,产生心脏保护作用。

急性心肌梗死(AMI)患者血浆中菌群代谢产物较对照组更丰

富,氧化三甲胺(TMAO)水平显著高于对照组。短链脂肪酸(SCFA)无明显变化,急性心肌梗死(AMI)患者血浆菌群可能通过代谢产物作用于心血管系统。肠道菌群与心肌梗死(MI)严重程度之间的联系在动物模型上得到了进一步验证。使用广谱抗生素清除小鼠肠道菌群会降低氨基酸分解代谢过程中产生的瘦素和芳香族化合物,并伴随心肌梗死面积的减少;而植物乳杆菌或鼠李糖乳杆菌 GR‐1 也在小鼠模型中被发现具有改善心脏功能的作用,可显著减小心肌梗死(MI)后的梗死面积和提升左心室功能,缓解左心室肥厚和心力衰竭的症状。肠道微生物对心肌梗死(MI)后心室重塑的潜力在大鼠缺血再灌注损伤模型中也得到验证:口服万古霉素或益生菌 Goodbelly(包含 *Lactobacillus plantarum* 299v 和 *Bifidobacterium lactis* Bi‐07)均会显著减小梗死面积,并改善心室功能。

上述的研究结果证明了肠道菌群对心肌梗死(MI)的调节作用,而益生菌有望与标准药物联合应用于心血管疾病的治疗,以缓解心肌梗死(MI)引发的心脏损伤,更多靶向肠道菌群的调控手段可能用于未来心血管疾病的预防和治疗。

3. 肠道共生菌群与心力衰竭

长期以来,心力衰竭被认为与肠道菌群组成和功能改变相关。心力衰竭的低心排血量会导致组织器官缺血,使内脏循环充血、肠壁水肿,破坏肠黏膜屏障,进而诱导肠道细菌移位,增强血液循环中细菌相关分子,增加机体总体炎症和氧化应激水平。同时,由于肠黏膜屏障功能减弱,肠道不断增加的渗漏会改变肠道环境并影响其常驻微生物群组成。

肠道菌群是慢性心力衰竭(CHF)、2 型糖尿病(T2DM)和慢性肾脏病之间共同的疾病诱因之一。从心力衰竭风险评估和管理队列的 260 个个体中检测了 151 种微生物代谢物的血清水平,发现这些代谢物的差异约为 105 倍。在与三种心脏代谢疾病相关的 96 种代谢物中,将其大多数在两个地理位置独立的队列中进行了验证。在所有 3 个队列中,包括丙酸咪唑(ImP)在内的 16 种代谢物一致显示出显著差异。值得注意的是,中国基线 ImP 水平是瑞典队列的 3 倍,中国人群中每增加 1 种慢性心力衰竭并发症,ImP 水平就增加 1.1—1.6 倍。细胞实验进一步支持 ImP 与不同慢性心力衰竭相关表型之间的因果关系。此外,基于关键微生物代谢物的风险评分在慢性心力衰竭预后方面优于传统的 Framingham 心血管风险评分或"Get with the guidelines"心力衰竭风险评分。

前文提到的肠道菌群来源的有益代谢物(如丁酸盐)和有害代谢物(如三甲胺)最近也被发现与心力衰竭有关,血浆氧化三甲胺(TMAO)水平在心力衰竭患者中升高,并且与较低的长期生存率相关。动物实验进一步证明,膳食胆碱及其肠道菌衍生代谢物氧化三甲胺会加剧压力超载引发的心力衰竭,通过抑制氧化三甲胺通路可改善小鼠的左心室射血分数和心室重塑。

另一类微生物衍生的代谢物——胆汁酸(bile acids,BA),同样被证明在心衰中具有潜在作用。一项研究对比了 142 例慢性心力衰竭患者和 20 名年龄、性别匹配的健康对照者,发现胆汁酸的组成和大小在心力衰竭患者中都发生了改变。研究了血浆原发性、继发性和总胆汁酸的水平,并探讨了它们与临床特征和生存的相关性,发现慢性心衰患者原发性胆汁酸水平降低,特异性继发性胆汁酸水平升高,与总生存期降低相关,表明胆汁酸代谢在心力衰竭中的潜在调节作用。此外,肠道菌还可导致机体胆汁酸谱改变,进而影响全身性炎症和纤维化过程。更为重要的是,通过在遗传易感心肌炎的动物模型上的研究证明,微生物群来源的模拟肽可以加剧心肌炎向致死性炎症心肌病恶化,特异性针对心脏肌球蛋白产生自身免疫应答的 Th17 细胞,可以被肠道内共生的拟杆菌所产生的模拟肽激活,这些活化的 T 细胞可诱导致死性炎症心肌病进而导致心脏衰竭。

肠道菌的变化已被证明会对心力衰竭产生影响,可以推断,通过使用益生菌调节肠道菌组成比例来治疗心力衰竭是可行的。在一项使用布拉氏酵母菌(*Saccharomyces boulardii*)进行的小型双盲、安慰剂对照研究中发现,病情稳定的心力衰竭受试者被随机分配到安慰剂组和益生菌组,在分别接受了为期 3 个月的治疗后,益生菌组的射血分数和左心房内径均有显著改善,虽然临床试验规模较小,但这些研究凸显了益生菌作为心力衰竭可能疗法的潜力。可见,通过益生菌、饮食对肠道菌群的调节是治疗心力衰竭的新的研究领域。

4. 肠道共生菌与高血压

高血压是心血管疾病最常见的危险因素之一。肠道菌群与血压之间存在关联。研究发现无菌大鼠的血压升高,暗示肠道共生菌可能对血压有调节作用,进一步通过测序对比自发性和慢性血管紧张素 Ⅱ 诱导的高血压大鼠与正常大鼠的粪便菌群组成差异,发现高血压大鼠肠道菌的丰度和多样性均降低,厚壁菌门/拟杆菌门的比值增大,同时伴随肠道中产乙酸盐细菌和产丁酸盐细菌的减少。此外,对一个小样本量的高血压患者的肠道菌群样本分析也发现了类似的菌群失调特征,高血压患者肠道菌的丰度和多样性低于对照组受试者。综上所述,动物和临床研究结果都表明了高血压与肠道菌群失调的相关性。

采用 16S rRNA 基因测序、非靶向代谢组学、选择性细菌培养和粪菌移植等多种技术在高盐诱导的高血压模型中对肠道菌群调控高血压发生发展的作用及机制进行了研究。研究发现,高盐饮食可诱导 Wistar 大鼠模型发生高血压,移植健康大鼠的粪便菌群可显著降低高血压大鼠的血压,而移植高血压大鼠的粪便菌群则具有相反的作用,表明肠道菌群在高血压发生发展中发挥重要作用。高血压大鼠肠道菌群的组成、代谢和相互关系发生明显改变,高盐饮食降低了肠道中的脆弱拟杆菌和花生四烯酸的水平,增加了肠源性皮质酮生成以及血清和肠道中的皮质酮水平,从而促进血压升高。研究证明了肠道菌群可通过影响类固醇激素水平来调节血压,揭示了肠道菌群调节血压的新机制,丰富了对肠道菌群功能及其对高血压影响的认识。

肠道菌群对心血管的影响在血管紧张素 II 诱导的高血压模型中也被证明。与常规饲养的小鼠相比,注射血管紧张素 II 的无菌小鼠血管中活性氧簇的形成减少,单核细胞趋化蛋白 1(MCP‒1)、诱导型一氧化氮合酶(iNOS)和 NADPH 氧化酶亚基 Nox2 的表达减少,以及维 A 酸受体相关孤儿受体 γt(Rorγt)上调,进而导致血管白细胞黏附减少,主动脉血管壁内 Ly6G$^+$ 中性粒细胞和 Ly6C$^+$ 单核细胞浸润减少,最终肾脏炎症水平降低,缓解了血管紧张素 II 引起的内皮功能障碍和血压升高。研究中,无菌小鼠的心脏炎症、纤维化和收缩功能障碍均减轻,表明肠道共生菌通过促进血管免疫细胞浸润和炎症,改善了血管内皮细胞诱导的血管功能障碍和高血压。

肠道菌群代谢物短链脂肪酸（SCFA）参与调节血压，短链脂肪酸在肠道中经菌群发酵产生，吸收进入循环系统后，通过刺激宿主细胞上的 G 蛋白偶联受体（GPR）影响肾素的分泌而调控血压。短链脂肪酸还可作用于肾球旁器的嗅觉受体 Olfr78，诱导肾素的分泌。短链脂肪酸中的丙酸体外可诱导血管舒张，可诱导野生型小鼠产生急性低血压。上述研究结果都证明，肠道菌群失调与高血压病理之间存在较强的关联，基于肠道菌群的干预策略可能为高血压治疗提供新思路。

多项临床研究都表明肠道菌群组成或其衍生代谢物与心血管疾病的发生和发展之间存在显著关联，肠道菌群已成为预防和治疗多种心脏代谢疾病的重要靶点。目前，实验提供的机制或因果证据或许还有限，未能充分解释微生物-微生物相互作用和微生物-宿主相互作用，特定的关键微生物或其产物如何促进疾病的发生和进展，以及这些相互作用与疾病易感分子之间的关联性。但是，越来越多的动物和人体研究结果已经有力证实了肠道菌群对宿主健康的维护和疾病的发生的重要调节作用。挖掘并鉴定参与调节宿主生理过程的关键细菌及其代谢物，可作为治疗心脏代谢性疾病的潜在药物靶点。随着生物技术的发展，有望将具有生物活性的微生物来源代谢物作为生物标志物，通过监测它们在血液中的水平来预测心血管疾病的发生概率，甚至可以期待采用个性化定制的靶向肠道菌群的干预措施来治疗或预防心血管疾病的发生。

思考与练习

1. 健康的人体肠道共生菌有哪些组成特征?

2. 影响肠道菌群组成的因素有哪些?

3. 肠道菌群有哪些调控宿主功能的方式?

4. 列举肠道共生菌调节心血管健康的机制。

5. 结合新技术的发展,思考研究肠道菌群与宿主功能相互作用的方法和途径。

本章参考文献

[1] A C Costanza, S D Moscavitch, H C C F Neto, et al. Probiotic therapy with Saccharomyces boulardii for heart failure patients: a randomized, double-blind, placebo-controlled pilot trial. *Int J Cardiol*. 2015, 179: 348 - 350.

[2] A Krack, R Sharma, H R Figulla, et al. The importance of the gastrointestinal system in the pathogenesis of heart failure. *Eur Heart J*. 2005, 26(22): 2368 - 2374.

[3] A M O'Hara, F Shanahan, The gut flora as a forgotten organ. *EMBO Rep*. 2006, 7(7): 688 - 693.

[4] A Rephaeli, S Waks-Yona, A Nudelman, et al., Anticancer prodrugs of butyric acid and formaldehyde protect against doxorubicin-induced cardiotoxicity. *Br J Cancer*. 2007, 96(11): 1667 - 1674.

[5] J M Brown, S L Hazen. Microbial modulation of cardiovascular disease. *Nat Rev Microbiol*. 2018, 16(3): 171 - 181.

[6] C C K Mayerhofer, T Ueland, K BrochMayerhofer, et al. Increased Secondary/Primary Bile Acid Ratio in Chronic Heart Failure. *J Card Fail*. 2017, 23(9): 666 - 671.

[7] C Dong, Y Yang, Y Wang, et al. Gut microbiota combined with metabolites reveals unique features of acute myocardial infarction patients different from stable coronary artery disease. *J Adv Res*. 2023, 46: 101 - 112.

［8］ C Gil-Cruz，C Perez-Shibayama，A De Martin，et al. Microbiota-derived peptide mimics drive lethal inflammatory cardiomyopathy. *Science*. 2019，366 (6467)：881 - 886.

［9］ C L Organ，H Otsuka，S Bhushan，et al. Choline Diet and Its Gut Microbe-Derived Metabolite，Trimethylamine N-Oxide，Exacerbate Pressure Overload-Induced Heart Failure. *Circ Heart Fail*. 2016，9(1)：e002314.

［10］ C Menni，C Lin，M Cecelja，et al. Gut microbial diversity is asasociated with lower arterial stiffness in women. *Eur Heart J*. 2018，39(25)：2390 - 2397.

［11］ E Rurangwa，D Sipkema，J Kal，et al. Impact of a novel protein meal on the gastrointestinal microbiota and the host transcriptome of larval zebrafish Danio rerio. *Front Physiol*. 2015，6：133.

［12］ E A Grice，J A Segre. The human microbiome：our second genome. *Annu Rev Genomics Hum Genet*. 2012，13：151 - 170.

［13］ F Bäckhed，J Roswall，Y Peng，et al. Dynamics and Stabilization of the Human Gut Microbiome during the First Year of Life. *Cell Host Microbe*. 2015，17(5)：852.

［14］ F H Karlsson，F Fåk，I Nookaew，et al. Symptomatic atherosclerosis is associated with an altered gut metagenome. Nat Commun. 2012，3：1245.

［15］ J Galindo-Villegas，D García-Moreno，S de Oliveira，et al. Regulation of immunity and disease resistance by commensal microbes and chromatin modifications during zebrafish development. *Proc Natl Acad Sci U S A*. 2012，109(39)：2605 - 2614.

［16］ H J Flint，K P Scott，P Louis，et al. The role of the gut microbiota in nutrition and health. *Nat Rev Gastroenterol Hepatol*. 2012，9(10)：577 - 589.

［17］ I Nemet，PP Saha，N Gupta，et al. A Cardiovascular Disease-Linked Gut Microbial Metabolite Acts via Adrenergic Receptors. *Cell*. 2020，180(5)：862 - 877.

［18］ I Nemet，X S Li，A Haghikia，et al. Atlas of gut microbe-derived products from aromatic amino acids and risk of cardiovascular morbidity and mortality. *Eur Heart J*. 2023，44(32)：3085 - 3096.

［19］ I Sekirov，S L Russell，L C M Antunes，et al. Gut microbiota in health and disease. *Physiol Rev*. 2010，90(3)：859 - 904.

［20］ J L Pluznick，R J Protzko，H Gevorgyan，et al. Olfactory receptor responding to gut microbiota-derived signals plays a role in renin secretion and blood pressure regulation. *Proc Natl Acad Sci U S A*. 2013，110(11)：4410 - 4415.

[21] J Zhao, Q Zhang, W Cheng, et al. Heart-gut microbiota communication determines the severity of cardiac injury after myocardial ischaemia/reperfusion. *Cardiovasc Res*. 2023, 119(6): 1390 - 1402.

[22] K J Pflughoeft, J Versalovic. Human Microbiome in Health and Disease. *Annu Rev Pathol*: Mechanisms of Disease. 2012, 7: 99 - 122.

[23] L F Gomez-Arango, H L Barrett, H D McIntyre, et al. Increased Systolic and Diastolic Blood Pressure Is Associated With Altered Gut Microbiota Composition and Butyrate Production in Early Pregnancy. *Hypertension*. 2016, 68(4): 974 - 981.

[24] L Li, Y Hua, J Ren. Short-chain fatty acid propionate alleviates Akt2 knockout-induced myocardial contractile dysfunction. *Exp Diabetes Res*. 2012, 851717.

[25] L V Hooper, T Midtvedt, J I Gordon. How host-microbial interactions shape the nutrient environment of the mammalian intestine. *Annu Rev Nutr*. 2002, 22: 283 - 307.

[26] M Russo, F Guida, L Paparo, et al. The novel butyrate derivative phenylalanine-butyramide protects from doxorubicin-induced cardiotoxicity. *Eur J Heart Fail*. 2019, 21(4): 519 - 528.

[27] O Koren, A Spor, J Felin, et al. Human oral, gut, and plaque microbiota in patients with atherosclerosis. *Proc Natl Acad Sci U S A*. 2011, 108(Suppl 1): 4592 - 4598.

[28] P Gallo, M V G Latronico, P Gallo, et al. Inhibition of class I histone deacetylase with an apicidin derivative prevents cardiac hypertrophy and failure. *Cardiovasc Res*. 2008, 80(3): 416 - 424.

[29] R A Koeth, Z Wang, B S Levison, et al. Intestinal microbiota metabolism of L-carnitine, a nutrient in red meat, promotes atherosclerosis. *Nat Med*. 2013, 19(5): 576 - 585.

[30] R Sender, S Fuchs, R Milo. Are We Really Vastly Outnumbered? Revisiting the Ratio of Bacterial to Host Cells in Humans. *Cell*. 2016, 164(3): 337 - 340.

[31] S Fromentin, S K Forslund, K Chechi, et al. Microbiome and metabolome features of the cardiometabolic disease spectrum. *Nat Med*. 2022, 28(2): 303 - 314.

[32] S H Karbach, T Schönfelder, I Brandão, et al. Gut Microbiota Promote Angiotensin II-Induced Arterial Hypertension and Vascular Dysfunction. *J Am Heart Assoc*. 2016, 5(9): e003698.

［33］ S Roy，G Trinchieri. Microbiota：a key orchestrator of cancer therapy. *Nat Rev Cancer*. 2017，17(5)：271 - 285.

［34］ S S Virani，A Alonso，E J Benjamin，et al. Heart Disease and Stroke Statistics-2020 Update：A Report From the American Heart Association. *Circulation*. 2020，141(9)：e139 - e596.

［35］ The Human Microbiome Project Consortium. Structure，function and diversity of the healthy human microbiome. *Nature*. 2012，486(7402)：207 - 214.

［36］ T W H Tang，H C Chen，C Y Chen，et al. Loss of Gut Microbiota Alters Immune System Composition and Cripples Postinfarction Cardiac Repair. *Circulation*. 2019，139(5)：647 - 659.

［37］ T Yang，M M Santisteban，V Rodriguez，et al. Gut dysbiosis is linked to hypertension. *Hypertension*. 2015，65(6)：1331 - 1340.

［38］ V S Mujumdar，C M Tummalapalli，et al. Mechanism of constrictive vascular remodeling by homocysteine：role of PPAR. *Am J Physiol Cell Physiol*. 2002，282(5)：C1009 - 15.

［39］ V Y Lam，J Su，S Koprowski，et al. Intestinal microbiota determine severity of myocardial infarction in rats. *Faseb J*. 2012，26(4)：1727 - 1735.

［40］ W H W Tang，D Y Li，S L Hazen. Dietary metabolism，the gut microbiome，and heart failure. *Nat Rev Cardiol*. 2019，16(3)：137 - 154.

［41］ W H W Tang，Z Wang，B S Levison Tang，et al. Intestinal microbial metabolism of phosphatidylcholine and cardiovascular risk. *N Engl J Med*. 2013，368(17)：1575 - 1584.

［42］ W H W Tang，Z Wang，Y Fan，et al. Prognostic value of elevated levels of intestinal microbe-generated metabolite trimethylamine-N-oxide in patients with heart failure：refining the gut hypothesis. *J Am Coll Cardiol*. 2014，64(18)：1908 - 1914.

［43］ W H W Tang，T Kitai，S L Hazen. Gut Microbiota in Cardiovascular Health and Disease. Circ Res. 2017，120(7)：1183 - 1196.

［44］ X Qian，A Liu，C Liang，et al. Analysis of gut microbiota in patients with acute myocardial infarction by 16S rRNA sequencing. *Ann Transl Med*. 2022，10(24)：1340.

［45］ X T Gan，G Ettinger，C X Huang，et al. Probiotic administration attenuates myocardial hypertrophy and heart failure after myocardial infarction in the rat. *Circ Heart Fail*. 2014，7(3)：491 - 499.

［46］ X Yan，J Jin，X Su，et al. Intestinal Flora Modulates Blood Pressure by

Regulating the Synthesis of Intestinal-Derived Corticosterone in High Salt-Induced Hypertension. *Circ Res*. 2020, 126(7): 839 - 853.

[47] Y Han, Z Gong, G Sun, et al. Dysbiosis of Gut Microbiota in Patients With Acute Myocardial Infarction. *Front Microbiol*. 2021, 12: 680101.

[48] Y F Qi, J M Aranda, V Rodriguez, et al. Impact of antibiotics on arterial blood pressure in a patient with resistant hypertension—A case report. *Int J Cardiol*. 2015, 201: 157 - 158.

[49] Z Wang, E Klipfell, B J Bennett, et al. Gut flora metabolism of phosphatidylcholine promotes cardiovascular disease. *Nature*. 2011, 472(7341): 57 - 63.

第七章
生殖医学与健康

刘 畅

本章学习目标

1. 了解生殖系统的结构和功能；

2. 了解生殖过程及其调控；

3. 了解生殖系统相关的疾病；

4. 了解辅助生殖和产前诊断技术新进展。

原始社会的人们由于生活条件恶劣和卫生水平低下，面临婴儿死亡率高和人类平均寿命短的挑战，必须以高生育率才能保持种族的存活与基因的延续。因此，原始社会中自然而然出现了对生殖的崇拜这一现象与心理特征。世界各国的历史上关于生殖崇拜的例子比比皆是，例如中国的女娲神话，奥地利威伦道夫出土的维纳斯雕塑等。随着现代医疗水平的迅速发展，婴儿死亡率大大下降，人类平均寿命显著提高。但是，环境污染等原因造成的配子质量下降和生育率低下，已经成为现代人面临的新的医疗卫生问题,给人口质量的提高带来了极大的阻碍。因此,大力发展产前诊断和治疗手段,以及辅助生殖技术,将成为人类种族和基因存续的基础保障。

一、生殖医学与健康概述

生殖(reproduction)是发育成熟的生物体产生具有与自己相似特征的子代的功能,是生命活动的基本过程之一。生物个体的生命是有限的,通过生殖活动则可以孕育后代,延续该种族的遗传信息。哺乳动物通过专门的生殖系统(reproductive system)来完成生殖功能。生殖系统是产生两性生殖配子、分泌性激素、维持第二性征和繁衍后代的器官。生殖过程包括精子和卵子受精,受精卵着床,胚胎在子宫内生长发育,胎儿娩出和授乳。当前,配子质量下降和生育率低下成为影响人口质量的主要原因,而多种因素也均被证实可能导致生育障碍。

随着科技的不断进步,辅助生殖技术的迅速发展给全世界近百万个不育家庭带来了福音。本章将从生殖系统的构造和生殖发育的过程入手,学习生殖和发育相关的基础生物学知识,再进一步了解影响生殖健康的风险因素,以及辅助生殖和早期诊断领域的研究进展,从而建立对生殖医学与健康的基本认识。

二、人的生殖系统结构和功能

1. 男性生殖系统

(1)男性生殖系统的结构

男性生殖系统可以分为内生殖器和外生殖器。其中,内生殖器包括睾丸、输精管和附属腺,外生殖器包括阴囊和阴茎。睾丸的主要功能是产生精子以及分泌雄性激素。睾丸的实质结构主要由生精小管(曲细精管)和间质组成。生精小管是产生精子的部位,含有生殖细胞和支持细胞。生精小管之间的结缔组织构成了睾丸间质,其中包含间质细胞和血管以及淋巴管,间质细胞能分泌雄激素。

(2)男性生殖系统的功能

男性生殖系统的功能主要包括三个方面:产生精子,分泌激素调节生殖功能,完成生殖活动。青春期后,在睾丸分泌的雄激素和腺垂体分泌的卵泡刺激素的作用下,精原细胞经过减数分裂形成初级精母细胞、次级精母细胞、精子细胞,最终形成精子,这个过程称为生精周期。男性的生精周期为 64—74 天。因此,若已服用影响精子生成的药物,则需要停药至少 3 个月后才能恢复精子生成。

睾丸间质细胞可分泌产生雄激素,其中作用最强的一种激素是睾酮。雄激素的生理作用主要有:促进胚胎期男性生殖器的发育;激发男性第二性征的出现并维持;促进男性附性器官的生长发育;通过与生精细胞的雄激素受体结合促进精子形成;促进肌肉和生殖器官的蛋白质的合成、骨骼生长以及骨髓造血。

睾丸支持细胞可以分泌抑制素和雄激素结合蛋白(androgen binding protein,ARP),其中抑制素是一种糖蛋白激素,可以选择性抑制垂体分泌卵泡刺激素(follicle-stimulating hormone,FSH),对黄体生成素(luteinizing hormone,LH)的分泌也有明显的影响。雄激素结合蛋白(ARP)是睾丸支持细胞在卵泡刺激素(FSH)的作用下分泌的一种与雄激素有强亲和力的蛋白质。雄激素结合蛋白通过与雄激素结合,提高生精小管中雄激素的浓度,促进精子发育。

睾丸的功能受到下丘脑调控。下丘脑可以分泌促性腺激素释放激素(gonadotropin-releasing hormone，GnRH)，促性腺激素释放激素(GnRH)作用于腺垂体，促进腺垂体合成促性腺激素。其中，卵泡刺激素(FSH)可以和睾酮共同促进生精小管中的精子发生。黄体生成素(LH)可以作用于间质细胞，促进睾酮的分泌，从而促进精子生成。当血液循环中的睾酮达到一定浓度时，可以通过负反馈机制，作用于下丘脑和腺垂体，抑制促性腺激素释放激素(GnRH)和黄体生成素(LH)的分泌。

2．女性生殖系统

（1）女性生殖系统的结构

女性内生殖器主要包括卵巢、输卵管、子宫和阴道。其中，卵巢是产生卵子和分泌雌激素的器官。卵子发育成熟之后，经过输卵管运输到输卵管的壶腹部，与精子结合形成受精卵。之后，受精卵发生细胞分裂并通过输卵管转移到子宫，植入子宫内膜后进一步发育成为胎儿。子宫也是产生月经的器官。阴道是胎儿娩出和月经排出的器官。女性外生殖器称为外阴，包括大阴唇、小阴唇等。

卵巢为对称的一对器官，呈椭圆形。卵泡位于卵巢皮质中，由位于中央的卵母细胞和周围的卵泡细胞构成。卵巢髓质中含有结缔组织、血管、淋巴管和神经等。卵巢是女性主要的生殖器官，能产生卵细胞，成年女性大约每一个月会排出一个成熟的卵细胞，卵巢还具有分泌雌性激素的功能。

（2）女性生殖系统的功能

女性生殖系统的功能主要由卵巢进行调控，包括卵子发生和内分泌调节等。在生殖系统中的输卵管、子宫、阴道和外生殖器等器官的共同参与下，完成受精、妊娠和分娩等过程。

卵巢的主要生理功能包括产生卵子。卵子是由卵原细胞在卵泡中生长发育形成的。卵泡成熟之后发生排卵，排卵后的卵泡内充满血液，形成血体。随后卵泡细胞增大，细胞质中出现黄色颗粒，形成黄体（corpus luteum）。黄体可以分泌雌激素和孕激素，为受精卵植入做准备。如果排出的卵子受精后，黄体继续生长形成妊娠黄体，维持妊娠。如果卵子未受精，则黄体在排卵后的 10 天左右开始退化，被结缔组织代替，形成白体（corpus albicans）。

卵泡的发育主要分为原始卵泡（primordial follicle）、初级卵泡（primary follicle）、次级卵泡（secondary follicle）和成熟卵泡（mature follicle）四个阶段。

原始卵泡由初级卵母细胞和单层卵泡细胞组成。原始卵泡进一步发育成为初级卵泡。在初级卵泡中，初级卵母细胞体积不断增大，卵泡细胞增殖形成多层的颗粒细胞。随后，初级卵泡进一步发育成为次级卵泡。紧靠初级卵母细胞的一层颗粒细胞增大并形成放射冠。成熟卵泡是卵泡发育的最后一个阶段，此时卵泡腔很大，卵丘很明显。在排卵前 48 小时，初级卵母细胞发生第一次减数分裂，分裂成次级卵母细胞和第一极体。随后，次级卵母细胞进入第二次减数分裂，并停止于分裂中期。最后，成熟卵泡破裂，次级卵母细胞排出卵泡，这一过程称为排卵（ovulation）。

卵巢主要分泌两种类固醇激素：雌激素和孕激素。雌激素是由卵巢颗粒细胞合成和分泌的，其主要成分为雌二醇（estradiol）。雌激素对生殖器官的作用包括：促进卵巢及附性器官的发育成熟，促进卵巢排卵；与孕激素配合，调节正常月经周期及维持正常妊娠等；促进阴道上皮增生，糖原含量增多，糖原分解使得阴道环境呈酸性，增加阴道抵抗力；促进输卵管上皮细胞增生，促进输卵管的分泌和运动；雌激素还可以促进并维持乳腺及女性副性征的发育等。雌激素对其他系统也发挥重要作用。雌激素可以促进醛固酮的分泌，促进肾小管对钠的重吸收，发挥保水、保钠的作用。雌激素还具有促进钙磷沉积和骨骼生长、减少动脉硬化发生、促进神经细胞生长等功能。

孕激素是由黄体产生的，其主要成分为孕酮（progesterone）。孕激素的作用主要包括：与雌激素协同作用于子宫，促进子宫内膜发展为分泌期，为受精卵的着床做准备；抑制子宫平滑肌的收缩，降低其兴奋性，起到安宫保胎的作用；孕酮作用于下丘脑体温调节中枢发挥产热作用；孕激素抑制黄体生成素（LH）高峰，抑制排卵，避免孕妇二次受孕；促进乳腺腺泡进一步发育，为分娩后分泌母乳创造条件。

卵巢中卵细胞的发育成熟呈周期性变化，此周期是在下丘脑-腺垂体-卵巢轴的调节下完成的。在促性腺激素释放激素（GnRH）、卵泡刺激素（FSH）、黄体生成素（LH）和卵巢激素周期性变化的作用下，卵泡细胞发育，卵巢也发生月周期性变化，此周期称为卵巢周期，通常分为卵泡期、排卵期和黄体期。低浓度的雌激素对下丘脑-腺垂体轴具有抑制作用，反之，高浓度雌激素则是正反馈。排卵前一天，雌激素达到第一分泌峰，对下丘脑正反馈调节，使得卵泡刺激素（FSH）和黄体生成素（LH）也达到分泌峰，促使成熟卵泡发生排卵。排卵之后卵泡形成黄体，在黄体生成素（LH）的作用下，黄体分泌大量的雌激素和孕激素，雌激素达到第二分泌峰。排卵后，若未受精，黄体退化形成白体，血液中各种卵巢激素的浓度下降，进入经血期。若受精,黄体分泌雌激素、孕激素和松弛素,发挥安宫保胎的作用。

女性在生育年龄期间,周期性出现子宫内膜脱落和出血,这种现象称为月经(menstruation)。在卵巢激素的作用下,月经大约 28 天出现一次,这个周期称为月经周期。根据子宫内膜的变化可以分成三个期:月经期、增生期和分泌期。其中,增生期对应于卵泡期的中晚期,子宫内膜在卵泡分泌的雌激素的作用下,不断发生增生;分泌期对应于卵巢黄体期,子宫内膜在黄体分泌的雌激素和孕激素共同作用下,增生达到极值;月经期对应于卵泡期早期,此时黄体萎缩,不再分泌雌激素和孕激素,子宫内膜发生脱落并排出体外。

三、生殖过程

1. 受精过程

在排卵后,获能的精子发生顶体反应,进入卵细胞中,通过顶体反应发生雌雄原核的融合,形成受精卵,此过程称为受精(fertilization)。由于精子表面覆盖着精浆物质,阻止精子与卵子结合,因此,精子需要在女性生殖道内停留一段时间,发生获能反应(sperm capacitation),才能使卵子受精。精子释放顶体中的特异性酶,使精卵质膜融合,精子能够进入卵细胞中,这一过程称为顶体反应(acrosome reaction)。受精卵形成之后,在输卵管的蠕动作用下,向子宫迁移,同时发生卵裂形成中空的囊胚。受精作用能够实现物种延续,使合子更富有活力,还能够决定胎儿的不同性别。

受精的主要步骤有:获能精子接近卵冠丘复合体;精子接触放射冠,通过顶体反应释放水解酶,溶解放射冠;精子与透明带结合,释放水解酶溶解透明带;精子的细胞核和部分细胞器进入卵母细胞,与卵母细胞发生融合;卵母细胞发生皮质反应,皮质颗粒扩散至细胞表面,防止多精受精。

2. 着床和妊娠维持

受精卵形成囊胚后逐渐向子宫腔体迁移,最后植入子宫内膜,此过程称为着床(implantation)。着床一般发生于受精后的7—8天,此时子宫内膜处于分泌期,利于胚胎着床。胚胎着床之后,与母体之间形成胎盘(placenta)。胎盘可以为胚胎提供养分并分泌大量的激素以维持正常的妊娠。胎盘还可以在妊娠早期分泌绒毛膜促性腺激素(human chorionic-gonadotropin)来维持黄体功能。受精后可以从女性的尿液中检测到绒毛膜促性腺激素,以作为检测是否怀孕的依据。胎盘还可以在妊娠晚期分泌雌激素和孕激素来维持子宫内膜结构,以满足胚胎发育的需求。妊娠期间,在雌激素和孕激素的共同作用下,子宫明显增大,乳腺也明显发育,为后续哺乳做准备。不仅如此,胎盘对母体血液成分具有选择性通透作用,可以稳定胎儿生长环境。而抗体分子则可以从母体血液中通过胎盘进入胎儿体内,增强胎儿的免疫力。

3. 分娩和授乳

人类的妊娠期一般为280天左右。预产期的计算一般是从末次月经的第一天算起,计算方法为:末次月经的月份加9为预产期的月份,天数加7为预产期日。成熟的胎儿连同胎盘从母体的阴道排出,这一过程称为分娩(delivery),产出的胎儿称为婴儿。分娩可分为三个阶段：子宫颈扩张期，此时子宫肌节律性收缩推动胎儿到子宫颈；胎儿娩出期，此时胎儿由宫腔经子宫颈和阴道排出母体；胎盘娩出期，此时胎盘被排出母体外。婴儿娩出 6—12 小时之后，母体开始授乳。最初产生的乳汁称为初乳，富含蛋白质。母乳营养丰富，较利于婴儿消化吸收。并且，母乳中含有免疫球蛋白，可增强婴儿免疫力。

四、影响生殖健康的因素

1. 男性不育因素

男性不育是由多种因素导致的生育障碍状态。不良的生活习惯，如吸烟、酗酒等，均有可能导致男性不育。此外，任何影响精子发生、成熟、获能或者受精的因素，都可能导致男性不育。男性不育的因素主要包括男性性功能障碍和精液异常。其中，精液异常的常见原因如下。

生殖系统病变：手术或药物所致的睾丸和输精管损伤；精索静脉曲张引起的阴囊局部温度升高导致的精液质量下降；附睾炎、前列腺炎、精囊炎等泌尿系统感染导致的精液质量下降。

全身性因素：疾病相关的内分泌异常，包括高催乳素血症和性腺功能减退等；接触有毒有害环境和近期内发烧等因素；肥胖、酗酒、吸烟等不良生活方式。

先天性异常：先天性发育畸形，包括隐睾或睾丸下降不全、先天性输精管精囊缺失等；遗传性疾病，包括染色体异常、Y 染色体缺失、克氏综合征等。

其中，精索静脉曲张多发病于 15—35 岁，90% 发生于左侧，两侧皆发生的约占 10%。精索静脉曲张会导致睾丸温度升高(0.6—0.8 ℃),睾丸局部内环境改变,CO_2 堆积,O_2 缺乏,从而妨碍精子发生。不仅如此,精索静脉曲张还会通过肾上腺静脉和肾静脉内的某些返流物质的毒性作用造成损伤,如 5 -羟色胺会损害生精上皮,儿茶酚胺会导致睾丸内血管收缩。精索静脉曲张还可能导致睾丸内分泌功能障碍:由于睾丸间质细胞减少,造成睾酮分泌减少,从而影响激素调节。

导致隐睾症的主要因素包括:睾丸系膜太短,妨碍睾丸充分下降;睾丸系膜与腹膜发生粘连;雄激素(睾酮)分泌不足;腹股沟管发育不良,阻碍睾丸通过。隐睾症具有包括影响精子发生和导致癌变风险在内的许多危害。阴囊内温度比体温(37 ℃)低 1.5—2 ℃,低温是正常精子发生所必需,因此隐睾症导致精子不能正常发生,最终影响精子功能。隐睾症还可能影响性功能。单侧隐睾患者的睾丸仍能分泌性激素,并不明显影响性生活;而双侧隐睾患者因性激素分泌不足,可影响性功能。隐睾症具有发生恶变的风险。隐睾使睾丸细胞易发生恶变,其癌变的可能性均为正常睾丸的 35 倍。

针对上述男性不育症,可根据具体病因,采用相关治疗手段进行治疗。

男性不育症的药物治疗手段包括:特异性治疗,如针对性腺功能低下,可针对性采用促性腺激素进行治疗;半特异性治疗,其主要对于发病机制尚不明确的病症,如对于病毒感染性不育可以采用抗病毒治疗的方式,对于免疫性不育可以采用糖皮质激素治疗的方式进行治疗。

男性不育症的手术治疗包括:

垂体瘤手术和甲状腺疾病手术：适用于垂体病变和甲状腺病变引起的男性不育，可通过垂体瘤切除术和甲状腺手术改善内分泌状况。

输精管道梗阻解除术：对于睾丸生精正常，但输精管梗阻导致的不育患者，可通过手术解除输精管梗阻。

精索内静脉高位结扎术和睾丸固定术：该手术可以提高睾丸中的精子质量。

尿道下裂手术：针对男性尿道开口位置异常，通过尿道下裂修补术治疗。

2. 女性不孕因素

导致女性不孕的因素较为复杂。盆腔和子宫腔免疫机能紊乱会使排卵和输卵管功能等多种机能受损，往往导致不孕症。此外，先天性子宫发育畸形等原因也可能导致不孕症。其中，盆腔因素和排卵障碍是我国女性不孕症的主要原因。

盆腔因素包括：输卵管及其周围病变，包括输卵管梗阻，输卵管周围粘连，输卵管积水，盆腔粘连等；先天性生殖系统畸形，如米勒管发育不全等；子宫病变，包括子宫内膜病变、子宫肌瘤、宫腔粘连等；子宫颈因素，包括宫颈机能不全，其他宫颈病变等。

排卵障碍的常见原因有：卵巢功能减退、多囊卵巢综合征、卵巢发育不全和卵巢肿瘤在内的卵巢病变；下丘脑和垂体病变，包括高泌乳素血症、垂体腺瘤等；其他内分泌疾病，包括甲状腺功能减退、肾上腺疾病等；过度肥胖或消瘦导致的闭经。

针对上述不同情况造成的女性不孕症，可根据具体病因采用相关治疗手段进行治疗。常见的不孕症及其治疗手段主要有：

子宫病变：对于子宫肿瘤、子宫内膜息肉、宫腔粘连等显著影响子宫腔形态的情况，建议采用手术治疗。

卵巢肿瘤：卵巢良性肿瘤可以考虑手术予以剥除或者切除；性质不明的卵巢肿块，应根据病理结果决定是否手术以及对应的手术方式。

排卵障碍：对于排卵障碍的患者予以药物诱导排卵治疗。常用的药物有尿促性素、来曲唑、氯米芬等；必要时可联合应用绒毛膜促性腺激素促进排卵，结合阴道超声监测卵泡发育。

生殖器结核：进行规范的抗结核治疗，对于盆腔结核导致的子宫和输卵管后遗症，可考虑是否通过辅助生殖技术进行助孕。

输卵管病变：输卵管积水、梗阻者，根据输卵管病变的严重程度及患者的意愿等因素进行综合评估，选择输卵管造口、输卵管切除或结扎术等，为下一步辅助生殖技术提供条件。

子宫内膜异位症：可通过腹腔镜进行诊断和治疗，中重度患者术后可辅以孕激素治疗，或通过辅助生殖技术助孕。

五、辅助生殖技术研究进展

1. 辅助生殖医学的机遇与挑战

从1988年我国内地第一例试管婴儿出生至今，我国辅助生殖医学已经取得了许多重要进展。目前，我国辅助生殖技术（ART）服务周期数在全球范围内名列前茅。我国生殖医学正处于快速发展阶段，得到了国家政策的大力支持。2021年8月，"三孩"生育政策开始实施。2022 年,党的二十大报告明确提出要建立生育支持政策体系。此外,国家还提出"规范人类辅助生殖技术应用",在提高辅助生殖技术成功率的同时,提高精准性和安全性。科研领域聚焦妇女疾病、生育障碍、出生缺陷等突出问题进行研究攻关,为生殖医学发展夯实坚实基础。综上所述,生育政策的优化和妇幼保健领域的全面发展,给生殖医学的发展带来了新的机遇。

虽然辅助生殖技术为众多不孕不育家庭带来了福音,该技术仍然面临着瓶颈和挑战。例如,我国出生缺陷率处于较高水平,随着生育年龄不断延迟,解决高龄女性生育问题或成为生殖医学面临的新挑战。此外,我国辅助生殖研究领域整体缺乏高质量多中心临床研究证据,辅助生殖用药的临床研究距离国际领先水平仍有差距。因此,在基础研究的层面,需要更加广泛地应用前沿技术,加强从配子、胚胎到胎儿发育过程的生理和病理机制研究。

随着我国辅助生殖治疗应用与基础研究的全面发展,辅助生殖技术的安全性问题也越来越受到关注。2022 年,在 *Nature Medicine* 上发表的一项基于多中心的前瞻性出生队列研究,全面评估了辅助生殖技术与子代端粒长度之间的关联。研究发现,囊胚期移植可能与子代端粒长度的缩短相关。由于端粒长度缩短与衰老密切相关,上述发现提示,辅助生殖技术助孕子代的中远期健康结局需要更多关注。

2. 体外配子发生研究进展及其伦理问题

哺乳动物的生殖细胞在雌性中分化为卵母细胞,在雄性中分化为精子。随后,卵母细胞和精子融合形成受精卵,然后发育成新的个体，从而将其遗传信息传递给下一代。为了深入了解基本繁殖过程，科学家希望在实验室中人工培育出精子和卵子，以寻找治疗不孕症的方法。这种体外重建生殖细胞发育的研究称为体外配子发生（in vitro gametogenesis，IVG）。

精子和卵子的前体是原始生殖细胞（primordial germ cell，PGC），产生于原肠胚前期。2011 年，一项开创性的研究通过将小鼠多能干细胞分化成能够在体内配子发生的 PGC 样细胞（primordial germ cell-like cell，PGCLC），在体外重建了小鼠生殖细胞前体细胞，并通过辅助生殖技术产下正常幼鼠。2016 年，科学家再次取得突破性进展，成功从雌性小鼠胚胎干细胞通过体外培养的方式获得了成熟的卵母细胞。但是，从雄性小鼠的多能干细胞培养得到卵母细胞仍然存在重重障碍。在卵子发生过程中，Y 染色的存在会干扰卵母细胞的正常产生。最近的一项研究中，研究人员成功地在小鼠多能干细胞中将 XY 染色体转化为 XX 型，这种人工产生的整倍体 XX 型多能干细胞在体外培养条件下可以分化为成熟卵母细胞，其效率和天然的 XX 型多能干细胞产生卵母细胞的效率相似。此外，这项研究中发现，这种人工诱导的染色体改变成功地消除了多能干细胞中的 16 号三体（唐氏综合征的一个模型）的表型。这项研究为改善性染色体疾病和常染色体异常导致的不孕症提供了新见解。

尽管体外配子发生及其衍生研究的临床应用具有不可估量的潜力，这项技术也面临许多争议，涉及法律、伦理以及安全问题。由于该技术可通过对皮肤等体细胞进行重编程获得多能干细胞，并进一步培养获得配子，相对于取卵或收集精子样本具有较小的侵入性，因而可能导致更广泛的人群愿意出售自己的皮肤样本，使得从一个非常受欢迎的来源产生无限数量的后代成为可能,增加了近亲结婚和商业生殖的风险。不仅如此,如果以优生的目的过度使用体外配子发生,可能会引发对精英基因的筛选,导致新型的基因歧视。因此,亟须建立相关法律,明确规定谁在何等情况下有权使用其他人或者自己的干细胞。

六、产前诊断和植入前诊断研究进展

1. 无创产前诊断

在胎儿出生前,对胎儿的先天性畸形或者遗传性疾病等进行检测筛查的过程称为产前诊断(prenatal diagnosis)。产前诊断可以为先天性畸形或者遗传性疾病胎儿的终止妊娠或者宫内治疗提供诊断依据,具有重要的临床意义。无创产前诊断技术问世之前,对于遗传性疾病的精确诊断,往往需要通过一些侵入性手段(例如羊水穿刺)来获取胎儿组织以进行检测。但是,这些侵入性的操作对胎儿和孕妇的生命健康存在一定风险,可能对胎儿造成损伤,严重时甚至胎死腹中。因此,亟须发展一种无创的检测手段,实现对胎儿进行更加安全的基因检测。基于孕妇外周血胎儿游离 DNA(cell-free fetal DNA,cff DNA)(图 7.1)的无创产前诊断(non-invasive prenatal test,NIPT)技术应运而生,成为一种更加精准、安全的产前检测手段。

香港中文大学的研究团队在孕妇的外周血中检测到男性胎儿 Y 染色体上的 DNA 序列,证实 cff DNA 存在于孕妇外周血中。研究发现,怀孕 4 周时,即可在孕妇外周血中检出从胎儿来源的 cff DNA。

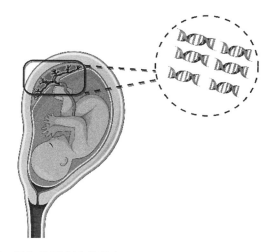

图 7.1　孕妇外周血胎儿游离 DNA(cell-free fetal DNA，cff DNA)

不仅如此,cff DNA 在胎儿娩出后可以在 48 小时内迅速降解,因此 cff DNA 检测具有较高的可信度,不受上一胎影响。从 cff DNA 的首次发现,到无创产前诊断技术正式应用于临床,只经历了十几年的时间,但这一领域发展迅速,应用广泛,其中最为成熟的就是无创产前胎儿非整倍体筛查。目前,基于 cff DNA 的检测应用领域不断扩大,涉及 Rh 血型鉴定、遗传性疾病检测,胎儿染色体拷贝数变异(copy number variant，CNV)检测等多个无创产前检测领域。

　　Rh 阴性孕妇如果孕有 Rh 阳性胎儿,将会极大地增加胎儿宫内溶血及新生儿溶血的风险。因此,对于 Rh 阴性孕妇,均推荐注射抗-D 免疫球蛋白进行新生儿溶血的预防。虽然该方案能够有效降低胎儿宫内及新生儿溶血性疾病的发生,但也在一定程度上导致了过度医疗。借助 cff DNA 检测技术,通过检测孕妇血液中的 RHD 基因这一指标,即可明确胎儿 Rh 血型。未检出 RHD 基因序列的 Rh 阴性孕妇,无须注射抗-D 免疫球蛋白进行预防,从而使抗-D 免疫球蛋白的应用更具有针对性。

在 cff DNA 发现之后,cff DNA 即被应用于筛查胎儿 21-三体、13-三体和 18-三体等胎儿非整倍体。目前,多项大规模临床研究已经证实无创产前诊断在胎儿非整倍体筛查上的诊断价值。由于 cff DNA 中包含胎儿基因组遗传信息,其检测范围可扩展至胎儿全基因组拷贝数变异。但是,由于拷贝数变异在临床较为罕见,无创产前诊断对拷贝数变异的检测阳性率较低。因此,国际产前诊断学会不建议将胎儿的拷贝数变异纳入无创产前诊断体系。综上所述,无创产前诊断对传统产前诊断体系产生了重大影响,适用人群、知情同意等问题也随之而来。因此,无创产前诊断项目的临床应用必须经过充分的临床前试验验证和综合评估。

2. 植入前基因检测

胚胎植入前基因检测(pre-implantation genetic testing,PGT)是一种新的产前检测手段。人类的植入前基因检测始于 20 世纪 80 年代中期,可以确定胚胎性别,以避免 X 连锁疾病遗传。PGT 检测手段在胚胎植入前就能得到检测结果,可以将产前诊断时间节点大大提前,减少新生儿遗传疾病和出生缺陷的发生。

单基因缺陷的 PGT(PGT for monogenic disorders,PGT-M)可用于检测体外受精的胚胎是否携带特定基因突变,适用于单基因遗传病、性连锁遗传病相关基因突变的检测等。非整倍体的 PGT(PGT for aneuploidy,PGT-A)主要适用于高龄女性、严重的男方不育,如精子基因组非整倍体率增加等情况。早期 PGT-A 技术采用卵裂球活检结合荧光原位杂交（fluorescence in situ hybridization）技术，但该手段存在一定局限性，活检取样容易导致胚胎受损。通过采用囊胚滋养外胚层（trophectoderm）活检，对这种方案进行改进，其检测效果和安全性显著提升。

PGT 常用的技术手段包括聚合酶链反应（polymerase chain reaction，PCR）、全基因组扩增（whole-genome amplification，WGA）、荧光原位杂交以及单细胞基因组测序等手段。其中，聚合酶链反应可以用于检测单个基因突变，耗时短且成本低，但受限于检测位点，其检测通量有限；荧光原位杂交对染色体数量检测结果清晰直观，但存在一定的漏检率；单细胞基因组测序检测通量大，但受限于较高的检测成本；二代测序（next-generation sequencing）则具有高精度、大通量、低成本等优势，发展潜力巨大，或将在 PGT 领域发挥重要作用。

虽然目前通过 PGT 技术在胚胎着床前进行基因检测具有诸多优势，但是这些方法仍需要对人类胚胎进行侵入性的取样，可能造成胚胎的损伤。最近的研究中，研究人员在体外胚胎发育的第 3—5 天，对胚胎的培养基进行 DNA 分析，发现体外培养胚胎培养基中的游离 DNA 含有胚胎的 DNA，验证了通过体外培养系统中存在的游离 DNA 进行基因诊断的可行性。这种结合体外培养系统中胚胎游离 DNA 的染色体分析，为非侵入性植入前基因检测的开发奠定了重要的基础。

综上所述，PGT 可有效降低异常妊娠和出生缺陷，提高妊娠成功率。但是，PGT 活检过程需要对胚胎进行侵入性操作，并且检测过程中需要对胚胎进行冷冻，因此可能会对胚胎造成损伤。随着社会需求量日益增大,PGT 技术带来的社会伦理问题也逐渐引起全社会的高度重视,如对胚胎性别选择带来的新生儿性别比例失调问题,以及对异常和多余胚胎处置带来的胚胎生存权争议等。PGT 的一些重要步骤,如对卵裂期胚胎的取样,以及对囊胚的滋养层细胞取样等,均属于有创操作,可能给子代健康造成不良影响。因此,PGT 的临床应用范围必须严格划归,同时必须加快伦理指南和法律规范的落实落地。

近年来,国内外生殖医学取得了许多重要进展,新技术、新方法不断应用于临床诊疗实践。未来生殖医学发展会更加体现出多学科交叉融合的特点,多组学技术、大数据、组织工程等新技术会进一步在生殖医学基础研究以及临床诊断、治疗过程中得到应用,服务于不孕不育诊治及辅助生殖等生殖医学关键环节。在多学科交叉的方面,公共卫生学科与生殖医学领域的结合将会进一步加强,流行病学手段调查和高质量队列建设将更多参与到生殖健康相关结局发展趋势分析中,实现针对不同人群的精准生殖临床指标制定,为基础和临床研究提供人群数据支持。在管理上,未来将会更加注重辅助生殖和早期诊断技术相关法律规范建立,提高辅助生殖技术资源供给效率,完善辅助生殖技术操作对亲代和子代中长期健康影响的研究。生殖医学研究与人类生殖健康息息相关,具有重要的科学价值和社会价值,随着辅助生殖技术的进一步精准化发展,多学科交叉融合将助力生殖医学领域不断进步和完善。

思考与练习

1. 简述常见的导致不孕不育的因素有哪些。

2. 谈谈你对辅助生殖技术带来的伦理问题的看法。

3. 举例说明无创产前诊断的应用场景。

4. 举例说明植入前基因检测的应用场景。

本章参考文献

［1］ 艾洪滨主编.人体解剖生理学(第二版)［M］.北京：科学出版社,2015.

［2］ 陈孝平,汪建平,赵继宗主编.外科学（第九版）［M］.北京：人民卫生出版社,2018.

［3］ 陈子江,乔杰,黄荷凤主编.多囊卵巢综合征指南解读［M］.北京：人民卫生出版社,2019.

［4］ 陈子江,刘嘉茵,黄荷凤,等.不孕症诊断指南［J］.中华妇产科杂志,2019,54(8)：505－511.

［5］ 蒋丽娜,徐磊.盆腔炎性疾病与不孕不育的关系［J］.中外女性健康研究,2015,24(18)：38.

［6］ 冒韵东,刘嘉茵.不孕症诊治临床路径［J］.中国实用妇科与产科杂志,2013,29(9)：690－693.

［7］ 师秀娟,谈勇.中医药治疗排卵障碍性不孕的最新研究进展［J］.中医药导报,2014,20(1)：107－108.

［8］ 谢幸,孔北华,段涛主编.妇产科学［M］.北京：人民卫生出版社,2018.

［9］ C Guy, F Haji-Sheikhi, CM Rowland et al. Prenatal cell-free DNA screening for fetal aneuploidy in pregnant women at average or high risk：Results from a large US clinical laboratory. *Mol Genet Genomic Med*.2019,7：e545.

［10］ C Wang, J Tang, K Tong, et al. Expanding the application of non-invasive prenatal testing in the detection of foetal chromosomal copy number variations. *BMC Med Genomics*.2021,14：292.

［11］ C Wang, Y Gu, J Zhou, et al. Leukocyte telomere length in children born following blastocyst-stage embryo transfer. *Nat Med*. 2022,28：2646－2653.

［12］ D Londero, T Stampalija, D Bolzicco, et al. Fetal RHD detection from circulating cell-free fetal DNA in maternal plasma：validation of a diagnostic kit using automatic extraction and frozen DNA. *Transfus Med*. 2019, 29：408－

414.

[13] F L Mackie，K Hemming，S Allen，et al. The accuracy of cell-free fetal DNA-based non-invasive prenatal testing in singleton pregnancies：a systematic review and bivariate meta-analysis. *BJOG*．2017，124：32 - 46.

[14] F Zegers-Hochschild，G D Adamson，S Dyer，et al. XThe International Glossary on Infertility and Fertility Care，2017. *Hum Reprod*．2017，32：1786 - 1801.

[15] G Tounta，A Kolialexi，N Papantoniou，et al. Non-invasive prenatal diagnosis using cell-free fetal nucleic acids in maternal plasma：Progress overview beyond predictive and personalized diagnosis. *EPMA J*．2011，2：163 - 171.

[16] H C Fan，Y J Blumenfeld，U Chitkara，et al. Noninvasive diagnosis of fetal aneuploidy by shotgun sequencing DNA from maternal blood. *Proc Natl Acad Sci U S A*．2008，105：16266 - 16271.

[17] I Rafi，M Hill，J Hayward，et al. Non-invasive prenatal testing：use of cell-free fetal DNA in Down syndrome screening. *Br J Gen Pract*．2017，67：298 - 299.

[18] J Chang，S L Boulet，G Jeng，et al. Outcomes of in vitro fertilization with preimplantation genetic diagnosis：an analysis of the United States Assisted Reproductive Technology Surveillance Data，2011-2012. *Fertil Steril*．2026，105：394 - 400.

[19] J Nair，S Shetty，C I Kasi，et al. Preimplantation genetic testing for aneuploidy （PGT-A)-a single-center experience. *J Assist Reprod Genet*．2022，39：729 - 738.

[20] J Poole，G Daniels. Blood group antibodies and their significance in transfusion medicine. *Transfus Med Rev*．2007，21：58 - 71.

[21] J Zhang，Y Wu，S Chen，et al. Prospective prenatal cell-free DNA screening for genetic conditions of heterogenous etiologies. *Nat Med*．2024，30：470 - 479.

[22] K Hayashi，H Ohta，K Kurimoto，et al. Reconstitution of the mouse germ cell specification pathway in culture by pluripotent stem cells. *Cell*．2011，146：519 - 532.

[23] K Murakami，N Hamazaki，N Hamada，et al. Generation of functional oocytes from male mice in vitro. *Nature*．2023，615：900 - 906.

[24] K Takeuchi . Pre-implantation genetic testing：Past，present，future. *Reprod Med Biol*．2021，20：27 - 40.

[25] M De Rycke，V Berckmoes. Preimplantation Genetic Testing for Monogenic Disorders. *Genes（Basel)*．2020，11：871.

[26] M Simopoulou，K Sfakianoudis，E Maziotis，et al. PGT-A：who and when? Alpha systematic review and network meta-analysis of RCTs. *J Assist Reprod Genet*. 2021，38：1939 - 1957.

[27] M Vera-Rodriguez，A Diez-Juan，J Jimenez-Almazan，et al. Origin and composition of cell-free DNA in spent medium from human embryo culture during preimplantation development. *Hum Reprod*. 2018，33：745 - 756.

[28] M Zaki-Dizaji，A Shafiee，O Kohandel Gargari，et al. Maternal and Fetal Factors Affecting Cell-Free Fetal DNA（cffDNA）Fraction：A Systematic Review. *J Reprod Infertil*. 2023，24：219 - 231.

[29] N Vernet，M Szot，S K Mahadevaiah，et al. The expression of Y-linked Zfy2 in XY mouse oocytes leads to frequent meiosis 2 defects，a high incidence of subsequent early cleavage stage arrest and infertility. *Development*. 2014，141：855 - 866.

[30] O Hikabe，N Hamazaki，G Nagamatsu，et al. Reconstitution in vitro of the entire cycle of the mouse female germ line. *Nature*. 2016，539：299 - 303.

[31] R Lavery，A Lardenois，F Ranc-Jianmotamedi，et al. XY Sox9 embryonic loss-of-function mouse mutants show complete sex reversal and produce partially fertile XY oocytes. *Dev Biol*. 2011，354：111 - 122.

[32] R Giuliano，A Maione，A Vallefuoco，et al. Preimplantation Genetic Testing for Genetic Diseases：Limits and Review of Current Literature. *Genes（Basel）*. 2023，14：2095.

[33] R W Chiu，K C Chan，Y Gao，et al. Noninvasive prenatal diagnosis of fetal chromosomal aneuploidy by massively parallel genomic sequencing of DNA in maternal plasma. *Proc Natl Acad Sci U S A*. 2008，105：20458 - 20463.

[34] S Armstrong-Fisher，K Koushki，K Mashayekhi，et al. Confirmed non-invasive prenatal testing for foetal Rh blood group genotyping along with bi-allelic short insertion/deletion polymorphisms as a positive internal control. *Transfus Med*. 2022，32：141 - 152.

[35] S Gromminger，E Yagmur，S Erkan，et al. Fetal Aneuploidy Detection by Cell-Free DNA Sequencing for Multiple Pregnancies and Quality Issues with Vanishing Twins. *J Clin Med*. 2014，3：679 - 692.

[36] S Kim，H Jung，S H Han，et al. An adaptive detection method for fetal chromosomal aneuploidy using cell-free DNA from 447 Korean women. *BMC Med Genomics*. 2016，9：61.

[37] S Sifakis，Z Koukou，D A Spandidos. Cell-free fetal DNA and pregnancy-

related complications （review）. *Mol Med Rep*.2015，11：2367 - 2372.

[38] T R Everett，L S Chitty . Cell-free fetal DNA：the new tool in fetal medicine. *Ultrasound Obstet Gynecol*.2015,45：499 - 507.

[39] Y J Zhu，Y R Zheng，L Li，et al. Diagnostic accuracy of non-invasive fetal RhD genotyping using cell-free fetal DNA：a meta analysis. *J Matern Fetal Neonatal Med*.2014，27：1839 - 1844.

[40] Y M Lo，N Corbetta，P F Chamberlain，et al. Presence of fetal DNA in maternal plasma and serum. *Lancet*.1997,350：485 - 487.

第八章
生物材料与医学应用

陈雪瑞　王天慧

本章学习目标

1. 掌握生物医用材料的四大生物功能性；

2. 了解并能够概述生物医用材料的生物相容性；

3. 能够解释生物材料在医学应用领域的重要意义。

    生物材料或生物医用材料，是通过直接或间接与生命系统接触并对器官、组织和细胞开展治疗、诊断、诱导再生或修复的一类材料。2019 年，在《二十一世纪生物材料定义》中，生物材料（Biomaterial）被定义为："A material designed to take a form which can direct，through interactions with living systems，the course of any therapeutic or diagnostic procedure." 半个多世纪以来，生物材料科学蓬勃发展，积极地参与到各种疾病的诊断和治疗过程中，如血管支架、人工瓣膜等一些生物材料已运用于临床，给心血管疾病的治疗带来新的方法。但是,生物材料的用途远远不止这些。通过材料学与生物学、医学、化学、动物学、病理学、药学等学科的进一步交叉融合,未来会有更多新型生物材料应用于疾病诊疗中,为疾病诊疗带来技术革新。

一、生物材料与医学应用概述

生物材料种类繁多。按材料来源可将生物材料分为人工合成材料和天然材料;按材料属性可将其分为高分子材料、无机非金属材料、金属材料以及复合材料;按是否植入体内可将其分为非植入材料和植入材料;按应用对象可将其分为硬组织及软组织替代材料、药物缓释载体、组织再生材料、体内外诊断材料等。

无论将生物材料植入体内或处于体表,它必定会与机体中的分子、细胞、组织体液等相互接触,因而可能对人体产生一定的影响。根据国际标准化组织(International Organization for Standardization,ISO)的解释,生物材料的生物相容性是指生命体组织与非生命材料交互影响产生合乎要求响应的一种性能,这决定于材料与活体间的相互作用。随着科学家对生物材料的更深的理解,"生物相容性"(Biocompatibility)被定义为:"The ability of a material to perform with an appropriate host response in a specific application."

因此,对于生物材料的评价,需要以生物安全性与生物功能性为基本准则进行评估,而不是局限于某个单一角度、某一性能与行为或作用的某一方面。本章将具体阐述生物材料的生物功能性与生物相容性。

二、生物医用材料的生物功能性

由于大脑和心脏等这些高度分化器官不可再生，一旦受损便很难逆转。生物医用材料作为一种器官修复替代方式，通过修复或替换病损组织、器官来增进其功能，符合现代医学的发展趋势——以无创修复代替有创修复。随着材料学、化学、生物学和医学检测技术的蓬勃发展和重大突破，生物医用材料已成为各国科学家竞相研究和开发的热点。但生命现象是极为复杂的，其是几百万年进化过程中适应生存需要的结果，生命具有对生长、再生和修复的精确调控的能力，这是目前所有人工器官和生物医用材料所无法比拟的。目前的生物医用材料与人们的真正期望和要求相差甚远。

1. 组织缺损修复

（1）骨修复

骨折和骨组织缺损的患病人数日益增多，生物材料在骨组织修复及临床转化应用领域显示出极大的发展潜力。科学家正在致力于采用生物材料替代坏死的骨组织和促进细胞黏附、增殖、分化及新组织的生成。例如，将胶原蛋白、丝素蛋白、磷酸钙等可生物降解、高生物相容性的生物材料与骨髓间充质干细胞、细胞外囊泡等一系列具有生物活性的填料结合，制备出具有近似胞外基质的结构和粗糙多孔样貌的骨修复材料，可用于骨组织修复并刺激骨生长。

（2）神经修复

神经系统由周围神经系统和中枢神经系统组成。周围神经损伤

（peripheral nerve injury）主要是由牵拉伤、切割伤、火器伤、压迫性损伤、缺血等导致的短暂或终生的神经功能障碍。周围神经损伤发生后，轴突具有一定的再生能力，通过特定的方法使受损神经与远端组织重新建立突触联系，并提供适当的方法促进轴突再生从而加速周围神经损伤修复。外科治疗可通过直接缝合神经束修复周围神经损伤的短间隙，但是对于大于1 cm的长间隙神经修复，目前除了自体神经移植外，主要是通过神经生长导管将近端的再生轴突引导到远端的残留组织来实现的，其可以防止神经错配、纤维化和瘢痕等问题。由长丝、多孔通道或胶原海绵等结构填充内腔的人工神经导管结合了干细胞再生功能与生物材料的生理电刺激能力，可用于神经组织工程并引导神经细胞生长。对于较小的神经缺损，纳米材料如纳米氧化铈可以促进外周神经损伤的恢复。大剂量氧化铈纳米颗粒可显著提高损伤后坐骨神经的再生速度，并且增加挤压损伤坐骨神经的有髓纤维数和髓鞘厚度。对于较长的神经损伤，采用蚕丝丝素纤维、甲氧基聚乙二醇-b-聚γ-乙基谷氨酸酯、3-羟基辛酸-co-3-羟基癸酸/聚己内酯、壳聚糖支架构建组织工程神经移植物，可显著促进损伤神经的再生。例如，我国的科研团队采用废弃的截肢自主研发出周围神经缺损修复材料——"神桥"，可直接造福于因神经缺损而致残的患者。这是我国自行研发的国内唯一获正式批准的缺损神经修复材料。另有一种有序胶原蛋白支架产品（NeuroRegen® scaffold），不仅具有良好的生物相容性，而且可根据脊髓神经元细胞的神经纤维有序生长的特点引导新的神经元分化及神经纤维有序延伸，为脊髓神经再生修复提供了"桥梁"，其疗效已在大鼠、犬和恒河猴的全横断脊髓损伤模型中得到证实。该支架结合神经再生活性因子或干细胞能够减少损伤区扩大,降低损伤部位再生抑制分子的沉积,引导神经分化及神经纤维有序生长,促进神经功能的恢复。而且,在神经再生胶原支架移植治疗完全性脊髓损伤的临床前研究中,经过 2—5 年对 15 例急性完全性脊髓损伤患者和 51 例陈旧性完全性脊髓损伤患者的长期随访,证明了神经再生胶原支架移植对急性和陈旧性完全性脊髓损伤的治疗的安全性和初步有效性。

（3）肌腱修复

肌腱和韧带的损伤是结缔组织常见的伤病,但是它们难以自然修复,并且大量临床数据表明肌腱和韧带修复需要一年以上的时间。由于需要满足天然肌腱和韧带组织独特的生物学和生物力学特性,采用人工合成支架对断裂的肌腱/韧带组织进行修复和再生仍面临着巨大挑战。

目前常用的做法是采用静电纺丝技术制备纳米纤维,得到具有纳米尺度的高孔隙率、较大的比表面积和良好的力学性能的人工组织胶原纤维。这种有序排列的电纺纤维支架在取向方向上有更强的机械强度,有利于细胞黏附、迁移、增殖、分化及功能的表达。

此外,由于干细胞在合适的条件下具有多向分化潜能,将干细胞与人工组织胶原纤维联合使用也可以促进损伤肌腱修复或再生。

2. 植入器械构建

（1）血管支架

《中国心血管健康与疾病报告 2021》指出我国心血管病患病率持续上升,患病人数已达 3.3 亿,其中心力衰竭 890 万,冠状动脉性心脏病有 1 139 万，每 5 例死亡病例就有 2 例死于心血管病，对我国心血管病防治策略和医疗资源配置提出了新的需求。经皮冠状动脉介入治疗（percutaneous coronary intervention，PCI）是治疗冠心病的重要临床手段，但是支架内再狭窄的问题尚未克服。虽然药物洗脱支架的临床应用使支架内再狭窄率降到 10% 以下，但仍未能完全杜绝再狭窄的发生，这极大地影响 PCI 的远期疗效。表面改性策略是目前针对新型血管支架开发的一类重要手段。其在血管支架表面构建血液微环境响应的改性层，可实现抗凝血、抗增生、抗炎和促内皮化等多种功能。利用病变血管微环境的活性氧（ROS）、pH、酶和剪切力等因素的差异，从血管支架表面释放药物或功能性生物活性分子。例如，利用植物多酚和具有氧化还原响应能力的二硫化合物、二硒化合物在血管支架表面构建具有活性氧（ROS）响应的载药涂层，该支架能够根据病变血管组织活性氧（ROS）水平的变化，智能释放抗增生药物，实现响应性智能抗增生。又例如，一氧化氮是细胞间信使分子，在人体内，一氧化氮合酶在还原型 NADPH 及氧气存在的条件下催化氧化 L-精氨酸末端弧基中的氮，分解为 L-瓜氨酸和一氧化氮。一氧化氮具有多种血管保护作用，如抑制血小板活化和聚集、抑制血小板-白细胞相互作用、抑制细胞黏附分子的表达、清除脂质自由基等。开发可用于临床治疗的一氧化氮释放和催化生物材料并制备为血管支架，有利于抑制血管和调控血管重构（图 8.1）。20 世纪 90 年代后期，硫化氢（H_2S）被证实是存在于人体体内的第三种内源性气体分子，具有减少心肌损伤、保护血管、限制炎症反应和调节血压维持心血管稳态等多重作用。在金属血管介入材料表面构建环境响应型硫化氢催化/释放涂层可以通过调控氧化/还原环境介导气体信号的

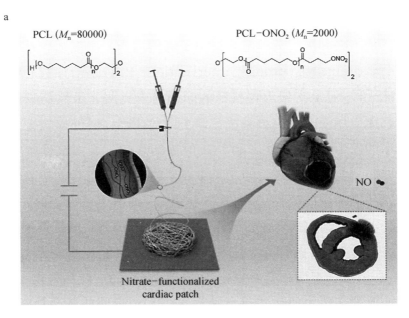

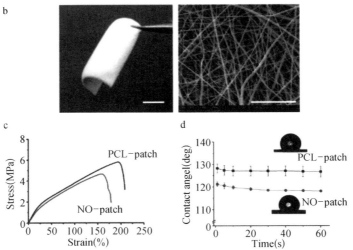

图 8.1 硝酸基心脏贴片的制备及其在体内转化一氧化氮治疗心肌梗死

（图片来源：Zhu，et al. *Nat Commun*，2021）

释放，维持血管稳态，有助于降低支架内再狭窄风险和提高介入材料应用的安全性和有效性。

（2）人工关节

软骨是人体内的一种结缔组织。在胚胎初期，人的大部分骨骼由软骨组成，在成长过程中逐渐被骨组织代替。成人体内的软骨主要存在于关节面、肋软骨、气管、耳郭、鼻尖、椎间盘等处，软骨组织是由胶原、少许细胞以及 60%—80%的水分等成分构成，成人的软骨组织中并无血管或神经，因此软骨组织受伤后自行修补的能力有限。关节软骨是发生损伤概率最高的软骨组织。关节软骨的表面光滑，可以减少摩擦，使运动灵活，同时可以减缓运动时产生的冲击，保护人体。老年化、肥胖、过度运动都会造成关节软骨损伤。软骨组织工程的常用材料主要有天然高分子材料、人工合成材料、生物活性陶瓷以及新型复合材料等。理想的软骨组织工程材料应当具备足够大的孔隙率和适当的孔隙尺寸、适当的弹性和力学强度、良好的生物相容性等特点。

细菌纤维素是一种优良的软骨组织工程材料，具有良好的生物相容性和较低的摩擦系数（约 0.05），软骨细胞在多孔细菌纤维素内表现出良好的增殖和分化，可以支持软骨细胞的生长。但是细菌纤维素的拉伸杨氏模量（Young modulus）虽和关节软骨比较接近，但其压缩杨氏模量却远远低于天然软骨组织，因此有必要开发新型纤维素基复合支架以更好地满足人工软骨的力学性能要求。

（3）人工心脏瓣膜

心脏瓣膜是心脏的基础结构，它的主要功能为阻止血液回流，保证血液从心房流向心室（或从心室流向主动脉/肺动脉）。心脏瓣膜可能因为先天或者后天（如炎症等）原因发生关闭不全（反流）、瓣膜狭窄等病变，影响患者血液循环，严重时甚至危及生命。对于严重的瓣膜性心脏病（valvular heart disease）患者，更换人工心脏瓣膜是目前最为有效的治疗手段。然而，生物瓣膜和机械心脏瓣膜受限于结构性瓣膜退行性变，患者一般需要再次手术更换或终身进行抗凝治疗。柔性瓣叶聚合物心脏瓣膜为当下人工心脏瓣膜存在的局限性提供了解决方案。近年来，聚硅氧烷、聚四氟乙烯、聚氨酯、苯乙烯聚合物等高分子瓣膜已经用于制备人工心脏瓣膜，其具有抵抗心脏高动态负荷的能力、生物稳定性和生物相容性，可减少抗凝需求和免疫反应、异物反应。与传统机械瓣膜和生物瓣膜相比，高分子瓣膜具有优异的耐疲劳性，使用寿命长，血液相容性好，患者无须长期服用抗凝药。

3. 药物递送系统

（1）药物载体

科学家发现，传统药物分子和蛋白质制剂在体内的稳定性差、溶解性低且代谢速度较快，全身血液循环中的游离态药物易与血浆蛋白接触并相互作用，从而导致药效被显著降低。如果能设计一种类似快递包裹的药物递送装置，将药物直接递送到病灶部位，不仅能避开血液循环中免疫细胞的拦截与血浆蛋白的黏附，更能提高作用部位的药物浓度，双管齐下提高药效。因此，将材料学设计与药学应用结合，构建纳米药物递送系统，有望实现药物在空间、时间以及剂量等方面的合理调控，避免游离态药物提前失效。与传统药物相比，通过纳米药物递送系统输送药物、蛋白质或核酸分子可以提高药物的半衰期以及对组织、细胞穿透能力，同时实现药物可控释放和多药共传递，甚至可以利用具有成像功能的纳米材料构建诊疗一体化平台。目前，脂质体、白蛋白、聚合物和氧化铁纳米粒子等纳米药物递送系统已被运用于临床的抗肿瘤治疗中。此外，将介孔二氧化硅、金属有机框架（MOF）等新型药物递送载体进行结构和功能的修饰，也将极大地解决游离态药物的细胞排斥性、非水溶性、高毒性和酶分解作用等难题。例如，在金属有机框架（MOF）表面修饰靶向分子（如叶酸、HER$_2$/neu 受体抗体、精氨酸-甘氨酸-天冬氨酸、抗 CD20 抗体、抗表皮生长因子受体抗体等）可以增强金属有机框架（MOF）在肿瘤细胞的富集。介孔二氧化硅与介孔多巴胺结合而形成的 Janus 逻辑门药物递送载体可同时控制两种不同药物的释放。不同疾病的微环境特征不同，一般需要根据实际的应用场景设计构建具有不同功能的纳米药物递送系统。以肿瘤为例，肿瘤细胞快速增殖导致肿瘤组织中的氧气和营养供应不足，而肿瘤组织内的乳酸生成和腺苷三磷酸水解使得肿瘤微环境呈弱酸性（pH 为 6.5—7.2，正常组织的 pH 约为 7.4）；由于内涵体和溶酶体内呈弱酸性，与细胞质及细胞外环境之间也存在 pH 的差异。采用 pH 敏感的纳米药物递送系统递送抗肿瘤药物，可实现仅在肿瘤部位的药物释放，而在正常组织和血液循环中不释放。因此纳米药物递送系统不仅能够提高药物在肿瘤部位的作用浓度，还可以通过药物控制释放来减轻药物对正常组织和器官的毒副作用。例如，利用具有 pH 响应的 ZIF-8 纳米药物递送系统递送细胞自噬抑制剂——3-甲基腺嘌呤，能够实现在弱酸性的肿瘤微环境中释放 3-甲基腺嘌呤，从而抑制肿瘤细胞自噬，阻断其营养的再循环使用，抑制肿瘤细胞的繁殖和生长。肿瘤组织内氧气含量低也会导致肿瘤细胞内谷胱甘肽（GSH）的浓度比正常细胞高出 4—7 倍，而谷胱甘肽（GSH）在人类血浆中的浓度很低，因而可以设计还原敏感的纳米药物递送系统响应高浓度水平的谷胱甘肽（GSH）从而实现肿瘤组织内的靶向药物释放。此外，由于肿瘤内调节酶活性的机制失控，基质金属蛋白酶家族（MMPs）在肿瘤细胞或其周围基质中特异性高表达，通过将 MMP‑2/9 特异性响应的多肽序列修饰到纳米药物递送系统中，可实现药物在肿瘤组织中释放。因此，目前已有一些纳米药物递送系统上市并应用于肿瘤治疗中（图 8.2）。例如，2007 年于韩国上市的紫杉醇聚合物胶束纳米药物已在临床上用于非小细胞肺癌和乳腺癌的治疗。

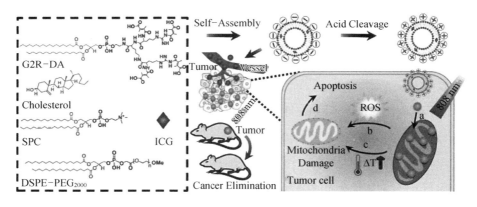

图 8.2　线粒体特异性树突状脂肽脂质体用于抗肿瘤治疗的示意图

（图片来源：Jiang, et al. *Nat Commun*, 2021）

糖代谢紊乱引起的糖尿病是以高血糖为特征的代谢性疾病，该类糖尿病病人需要日常规律地注射胰岛素。采用基于苯硼酸的葡萄糖敏感型纳米药物递送系统递送胰岛素，不仅无须采用胰岛素注射，还能够稳定保持体内血糖水平。科学家合成了树状大分子纳米药物递送系统并对其进行了葡萄糖结合基团的修饰,使其具有葡萄糖响应释放胰岛素的特点,单次注射就能提供一个葡萄糖敏感的胰岛素库,该胰岛素库在糖尿病猪模型中被证明可以控制血糖长达一周。

由于牙周细菌群的平衡被破坏以及致病细菌的滋生,牙周炎是一种普遍的慢性破坏性炎症性疾病,影响人类的牙齿支持组织。传统的治疗策略是使用物理方式通过深度洁牙来清除细菌,并使用抗生素对抗细菌感染。但牙周组织的再生仍然是一个挑战,且无法直接解决牙周微环境中的炎症免疫细胞的问题。科学家设计了一种用于封装负载了抗生素和免疫调节细胞因子两种纳米递送系统的微针贴片。对于不太严重的牙周炎或牙龈炎,患者在使用微针贴片时,可自行把它放在牙龈外表面,微针在牙龈组织内部持续缓释抗生素和免疫调节细胞因子以对抗细菌感染。

(2)基因载体

基因治疗是指将外源的基因导入到靶细胞以纠正或补偿基因缺陷或异常。它虽然在一些与基因有关的疾病治疗上表现出良好的前景,但由于缺乏安全有效的且具有选择性的基因载体,目前的基因治疗中外源基因导入效率并不高。

将基因如质粒 DNA(pDNA)、信使 RNA(mRNA)、干扰小 RNA(siRNA)、微 RNA(miRNA)有效地递送到细胞中对于生物基本功能的研究和基因相关疾病的治疗都具有非常重要的意义。其中,pDNA需要进入细胞核内转录后才能实现基因的有效表达,而 RNA 主要作用于细胞质。基因载体包括病毒基因载体和非病毒基因载体两类,病毒基因载体是目前应用最多、转染效率最高的基因传递体系,但存在制备困难、载药率低、存在免疫原性等问题。常见的基因载体通常是一些阳离子聚合物、脂质体、金属有机框架和碳纳米管,通过静电作用吸附并负载基因,而进入细胞后,又能辅助基因实现内涵体逃逸,释放治疗基因。虽相对病毒载体具有载药量大、低毒性、易制备的优点,但是也需要进一步提高其基因转染效率。生物大分子或者纳米粒子通常无法通过穿膜作用直接进入细胞质,只能通过内吞作用进入细胞形成内涵体,随后与溶酶体结合形成吞噬溶酶体。由于溶酶体中含有大量的水解酶和蛋白酶,因此有效的基因转染取决于基因载体能否及时从内涵体中逃逸出来从而有效保护基因不被降解。阳离子聚合物如聚乙二亚胺(PEI)、聚酰胺-胺(PAMAM)等,金属有机框架如 ZIF-8 等在酸性的溶酶体中会发生质子海绵效应,导致溶酶体膨胀破裂,最终使得纳米粒子从溶酶体中逃逸出来。已有研究证实,将 ZIF-8 作为 miRNA 的纳米递送系统,基于 ZIF-8 的质子海绵效应能够帮助 miRNA 从溶酶体中逃逸,避免了 miRNA 被核酸酶所破坏,实现了高效的基因递送。

4. 医学诊疗介质

(1)磁共振成像造影剂

磁共振成像(magnetic resonance imaging,MRI)在临床上应用非常广泛,它主要是利用质子的自旋弛豫以及脉冲磁场与氢质子的共振效应来实现对生物体内的组织结构及生理过程的成像。30%以上的临床磁共振成像必须使用造影剂,其按照弛豫机制可分为 T1 造影剂(如含 Mn^{2+}、Fe^{3+}、Gd^{3+} 等的有机金属配合物)和 T2 造影剂(如超顺磁氧化铁纳米粒子等)。T1 造影剂对应的 T1 加权像通常用于观察正常组织,T2 造影剂对应的 T2 加权像用于观察如肿瘤、炎症等病变组织。虽然 Gd 类造影剂常用于探测血脑屏障的破坏程度、血管化程度、血流动力学和血管灌注,但有研究表明 Gd 类造影剂可能导致肾源性纤维化/肾源性纤维性皮肤病。超顺磁氧化铁纳米粒子通过其超顺磁的磁学特性和纳米级粒子可以实现特定的生物分布,常作为磁共振诊疗一体化生物材料用于疾病的诊断和治疗中。例如,在超顺磁性氧化铁纳米颗粒表面修饰中性粒细胞细胞外囊泡,并用于递送阿霉素,可以实现炎症-磁场双靶向性和抗肿瘤诊疗一体化。

（2）光声成像造影剂

光声成像(photoacoustic imaging,PAI)是利用纳米材料的光声效应来获得生物组织的二维断层或三维立体图像。光声成像结合了纯光学成像的高对比度和纯超声成像的高穿透深度的优点,能够获得高分辨率和高对比度的组织成像。光声成像可利用可见光、近红外一区(NIR-Ⅰ区)和近红外二区(NIR-Ⅱ区)的激光进行成像。由于生物组织(如血液、脂肪、皮肤等)会不同程度地吸收和散射入射光,因此,需要选择光衰减较弱的波长区域来进行光声成像以提高成像质量。相较于可见光和 NIR-Ⅰ区,NIR-Ⅱ区的波长更长,与生物组织间的相互作用更弱,不易被生物组织吸收和散射,因此在光声成像的应用中能够更深入地穿透皮肤、血液等生物组织。利用外源性光声造影剂也是提高光声成像质量的一种行之有效的办法。目前,NIR-Ⅱ区光声造影剂包括有机半导体共轭聚合物、无机纳米材料(如金属硫化物、金纳米材料、稀有金属掺杂的纳米材料等)、小分子有机染料(如酞菁等)。如图 8.3 所示,一种具有光声成像性能的缺血心肌靶向肽和线粒体靶向抗氧化肽共修饰的金硒核壳纳米制剂已被用于心肌缺血再灌注损伤的诊疗。

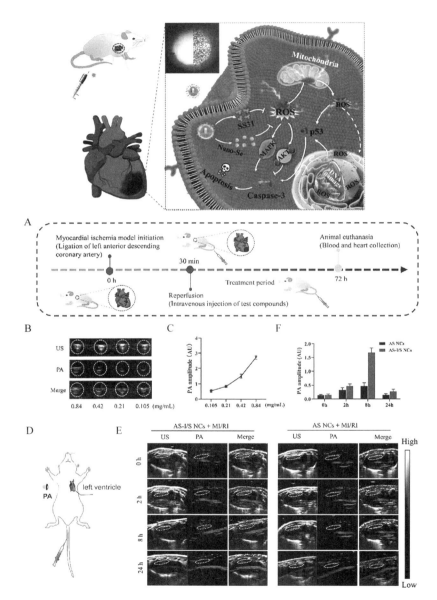

图 8.3 金纳米棒构建的纳米光声成像造影剂通过光声成像检测心肌缺血再灌注损伤

（图片来源：Sun，et al. *ACS Nano*，2022. 版权获得 American Chemistry Society 许可）

（3）肿瘤磁热疗磁性介质

肿瘤磁热疗是将磁性介质材料植入肿瘤组织中，使其在交变磁场的作用下产热从而快速升高肿瘤局部的温度并将其控制在 50 ℃以上，热扩散形成的热疗效应促使肿瘤细胞凋亡并激发患者主动免疫，打击潜在的转移病灶。磁热疗具有微创安全、非侵入性以及无治疗穿透深度限制等特点，并且通过磁场聚集仪可将磁性纳米粒子局部聚集于肿瘤部位，对深层肿瘤的治疗比较有优势。在磁热疗的应用中，磁流体具有超顺磁性和液体的流动性，可实现无创热疗和精确控制热疗温度；通过在磁纳米粒子表面引入氨基，可在其表面连接生物大分子如抗体蛋白、药物等，制备主动靶向介质和热化疗复合介质。

（4）核医学成像

核医学成像系统又称放射性核素成像系统，它可通过检测摄入人体内的放射性核素所放出的射线，对肿瘤进行早期诊断、良恶性鉴别、分期、分级及疗效预测。由于病变过程中功能代谢的变化往往发生在形态学改变之前，核医学成像能够通过检测脏器或组织的功能状态来开展早期诊断，被认为是目前灵敏度最高的功能学成像方法。核医学成像的发展经历了单光子发射计算机断层成像（SPECT）、正电子发射计算机断层成像（PET）和 PET/CT 几个阶段。PET 能够在 1 小时或更短时间内进行全身扫描，其具有高图像质量和远小于 1 cm 的线性空间分辨率。用于 SPECT 的放射性同位素主要有放射性碘（^{131}I）、锝（^{99m}T$_c$）和铟（^{111}In）。将放射性同位素与纳米材料结合，利用纳米颗粒的长循环时间和细胞的内吞作用，使同位素进入肿瘤细胞并进行 SPECT 成像。此外，由于大部分恶性肿瘤会出现过量的氟脱氧葡萄糖（FDG）摄取，而在正常机体中，氟脱氧葡萄糖（FDG）仅被摄入大脑,最后通过泌尿道排出,FDG－WB－PET可通过检测氟脱氧葡萄糖(FDG)含量来确定肿瘤组织中的病变。如图8.4,科学家设计了一种新的成纤维细胞活化蛋白(FAP)配体(DOTA－gpfapi－04)用于不同放射性核素的放射性标记。这种核医学探针具有良好的体内胶质母细胞瘤PET成像特性和较长的肿瘤滞留时间。

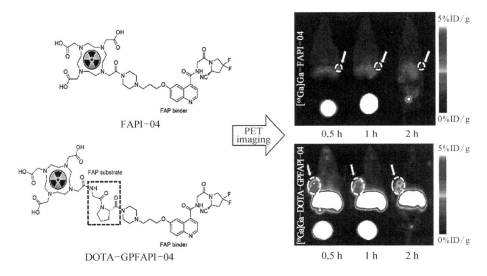

图8.4　Gly－Pro序列成纤维细胞活化蛋白靶向探针用于胶质母细胞瘤的PET检测

(图片来源:Lai,et al. *Mol Pharm*,2023.版权获得 American Chemistry Society 许可)

（5）肿瘤近红外光热治疗介质

由于其他的肿瘤治疗方法如化学疗法和放射疗法通常在治疗同时会给正常组织带来巨大的毒副作用,所以光热治疗因其优异的局部治疗特性而备受关注。光热治疗是基于基体材料对近红外光的吸收并将其转化为热能,进而杀伤癌细胞的一种物理治疗模式。目前已有金纳米粒子、碳、有机物等一系列在近红外区域有强吸收特性的物质被应用于光热治疗。

三、生物医用材料的生物相容性

虽然生物医用材料在基础研究及动物模型的治疗中显示出令人惊讶的效果,但是生物医用材料毕竟是外源材料且安全性不明,其对机体的生理效应和影响需要进行全面深入的研究,因此,探索生物医用材料的生物相容性是将其进行临床转化应用之前的必经之路。

1. 血栓形成、凝血与溶血方面

采用生物材料制备的生物医用制品(如人工骨、人工心脏瓣膜、人工血管、药物递送系统等),可能会在与器官组织、细胞和血液相互接触的时候导致血液成分或血液状态的异常,出现凝血、溶血和血栓。正常的机体可自行维持体内凝血和抗凝血的平衡,以防血栓形成。但是,生物医用材料可能通过一系列级联酶促反应来诱使蛋白质吸附、血小板和白细胞黏附、凝血酶生成及补体激活,进一步放大血小板黏附、激活和聚集导致血小板血栓的形成。血清蛋白同时参与金纳米棒进入细胞的过程,引发血栓形成及溶酶体参与的凋亡(图8.5)。此外,材料表面由于吸附大量蛋白质而激活血液内源性凝血途径,可能还会导致红细胞变形破裂和溶血。生物医用材料内的化学物质的释放也会引起氧化溶血,破坏红细胞结构的完整性。

2. 毒性效应方面

近年来,在生物材料大量用于疾病诊疗的同时,对生物材料的毒

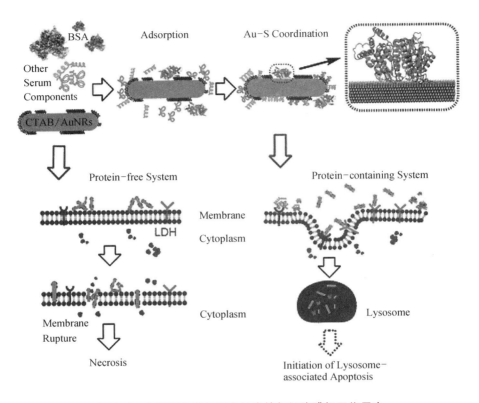

图 8.5 血清蛋白参与到金纳米棒与细胞膜相互作用中

（图片来源：Wang, et al. *J Am Chem Soc*, 2013. 版权获得 American Chemistry Society 许可）

性效应的关注也从未消失。啮齿动物实验结果表明，向雄性和雌性大鼠的腹膜（腹腔）和阴囊（腹囊）注射多壁碳纳米管（MWCNT－7）溶液会引起大鼠的腹膜间皮瘤，而吸入 MWCNT－7 则会诱使雄性小鼠细支气管肺泡腺瘤和肺癌的发生。以吸入、气管内滴注或咽部滴入等方式进行单壁碳纳米管（SWCNT）、双壁碳纳米管或多壁碳纳米管（MWCNT）暴露后，大鼠和小鼠的体内也观察到肺部炎症、肉芽肿形成和纤维化。

（1）免疫和炎症反应

机体的免疫系统是抵御物理和生物侵害的重要防线，生物医用材料的植入或介入对机体来说就是异物的侵入，必然会受到生物宿主免疫系统一定程度的抵御。而炎症是宿主的免疫反应，是一个限制、中和、稀释或隔绝损伤性因素的过程，其可能通过细胞的再生和（或）纤维性瘢痕组织的形成来重建植入损伤部位。生物材料的形状、大小、物理和化学性质都可能对炎症和损伤愈合过程的强度和持续时间产生明显影响。生物材料的免疫反应主要存在炎症期和修复期两个过程。材料中的小分子毒性物质的释放会诱发局部组织产生急性炎症，而程度较轻的炎症反应可能会转变成慢性炎症，导致局部组织纤维化，影响植入的生物材料和生物本体组织的功能。当植入物长期存在时，淋巴细胞、成纤维细胞和胶原纤维会来包裹这个植入物并形成纤维性包裹囊，将植入物与正常组织隔开。因此，通常通过衡量炎症反应的强度以及持续时间来表征材料的生物相容性。炎症反应最简单的检测方法，就是把材料植入实验动物体内，进行控制变量的比较。

（2）遗传毒性、生殖与发育毒性

遗传毒性指生物医用材料引起的基因突变、染色体结构和数量的改变以及其他 DNA 或基因毒性。生殖与发育毒性指生物医用材料对生殖功能、胚胎发育（致畸性）以及对胎儿和婴儿早期发育的潜在影响。在将生物材料应用于临床之前，必须明确生物材料的遗传毒性、生殖与发育毒性。例如，使用大鼠作为实验动物探索多壁碳纳米管（multiwalled carbon nanotube，MWCNT）的生殖毒性时，科学家未发现口服多壁碳纳米管（MWCNT）对大鼠胎儿发育或小鼠雌性繁殖及后代生长的不利影响。但是科学家观察到向交配前的雌性小鼠气管内滴注多壁碳纳米管（MWCNT）会延迟第一胎的出生；碳纳米管的静脉注射造成雌性小鼠早期流产和胎儿畸形的比例升高。

本章介绍了生物医用材料在医学诊疗中的应用，涉及生物功能性和生物相容性。

将生物医用材料作为一种器官修复替代方式，以无创修复代替有创修复，从而实现在骨组织、神经和肌腱修复中的应用。将生物材料制备成人工血管、人工关节和人工心脏瓣膜，对病人的预后进行长期而稳定的功能支持，将极大地提高手术治疗的疗效。

纳米药物递送系统是纳米医学领域的一个非常重要且关键的研究内容，主要致力于在药物的空间、时间以及剂量等方面实现系统调控。

此外，基于生物材料的磁共振成像探针、光声成像探针、肿瘤磁热疗磁性介质、核医学成像等技术对于疾病的精准针对具有重要意义。

但是，生物医用材料作为外源物质，有可能对机体造成毒副作用。在生物医用材料的临床应用之前，综合评估其在血栓形成、凝血和溶血方面的作用效果以及在免疫和遗传毒性方面的影响，有利于全面评价其生物相容性，并促进生物医用材料的临床转化。

思考与练习

1. 简述生物医用材料对于现代医学发展的意义。

2. 生物医用材料的生物功能性包括哪些方面？

3. 如何评价生物医用材料的生物相容性？

本章参考文献

［1］ C Nie，A Rong，J Wang，et al. Controlled Release of Hydrogen-Carrying Perfluorocarbons for Ischemia Myocardium-Targeting ¹⁹f Mri-Guided Reperfusion Injury Therapy. *Adv Sci* .2023，10（29）：2304178.

［2］ C Q Lai，R Cao，R D Li，et al. Fibroblast activation protein targeting probe with gly-pro sequence for pet of glioblastoma. *Mol Pharm*. 2023，20：4120 - 4128.

［3］ D Putnam，C Gentry，D Pack，et al. Polymer-Based Gene Delivery with Low Cytotoxicity by a Unique Balance of Side-Chain Termini. *Proc. Natl. Acad. Sci. U. S. A.* 2001，98（3）：1200 - 1205.

［4］ D S Zhu，J L Hou，M Qian，et al. Nitrate-functionalized patch confers cardioprotection and improves heart repair after myocardial infarction via local nitric oxide delivery. *Nat Commun*. 2021，12：4501.

［5］ F W Tang，J G Tang，Y N Zhao，et al. Long-term clinical observation of patients with acute and chronic complete spinal cord injury after transplantation of neuroregen scaffold. *Sci China-Life Sci*. 2022，65：909 - 926

［6］ H Aghajanian，T Kimura，J Rurik，et al. Targeting Cardiac Fibrosis with Engineered T Cells. *Nature* .2019，573（7774）：430 - 433.

［7］ H Shi，T Xue，Y Yang，et al. Microneedle-Mediated Gene Delivery for the Treatment of Ischemic Myocardial Disease. *Sci Adv*. 2020，6（25）：eaaz3621.

［8］ H Zhao，T Li，C Yao，et al. Dual Roles of Metal-Organic Frameworks as Nanocarriers for Mirna Delivery and Adjuvants for Chemodynamic Therapy. *ACS Appl. Mater. Interfaces*. 2021，13（5）：6034 - 6042.

［9］ J G Rurik，I Tombacz，A Yadegari，et al. Car T Cells Produced in Vivo to Treat Cardiac Injury. *Science* .2022，375（6576）：91 - 96.

［10］ J Guo，D Li，H Tao，et al. Cyclodextrin-Derived Intrinsically Bioactive Nanoparticles for Treatment of Acute and Chronic Inflammatory Diseases. *Adv Mater*. 2019，31（46）：1904607.

［11］ J H Zhang，C Ji，H B Zhang，et al. Engineered neutrophil-derived exosome-like vesicles for targeted cancer therapy. *Sci Adv*. 2022，8(2)：abj8207.

[12] J Zhang，L Liu，Z Dong，et al. An Ischemic Area-Targeting，Peroxynitrite-Responsive，Biomimetic Carbon Monoxide Nanogenerator for Preventing Myocardial Ischemia-Reperfusion Injury. *Bioact Mater*. 2023，28：480 – 494.

[13] K Lee，Y Xue，J Lee，et al. A Patch of Detachable Hybrid Microneedle Depot for Localized Delivery of Mesenchymal Stem Cells in Regeneration Therapy. *Adv. Funct Mater*. 2020，30（23）：2000086.

[14] L Jiang，S S Zhou，X K Zhang，et al. Mitochondrion-specific dendritic lipopeptide liposomes for targeted sub-cellular delivery. *Nat Commun*. 2021，12：2390.

[15] L Luo，Y Li，Z Bao，et al. Pericardial Delivery of Sdf-1 A Puerarin Hydrogel Promotes Heart Repair and Electrical Coupling. *Adv Mater*. 2023，36（1）：2302686.

[16] L M Wang，J Y Li，J Pan，et al. Revealing the binding structure of the protein corona on gold nanorods using synchrotron radiation-based techniques：Understanding the reduced damage in cell membranes. *J Am Chem Soc*. 2013，135：17359 – 17368.

[17] L T Thanh Le，Z Andreadakis，A Kumar，et al. The Covid-19 Vaccine Development Landscape. *Nat Rev Drug Discov*. 2020，19（5）：305 – 306.

[18] M Lee，Y S Kim，J Park，et al. A Paintable and Adhesive Hydrogel Cardiac Patch with Sustained Release of Angptl4 for Infarcted Heart Repair. *Bioact Mater*. 2024，31：395 – 407.

[19] M Xing，Y Jiang，W Bi，et al. Strontium Ions Protect Hearts against Myocardial Ischemia/Reperfusion Injury. *Sci Adv*. 2021，7（3）：eabe0726.

[20] N Li，C Huang，J Zhang，et al. Chemotactic No/H2s Nanomotors Realizing Cardiac Targeting of G-Csf against Myocardial Ischemia-Reperfusion Injury. *ACS Nano*. 2023，17：12573 – 12593.

[21] P Menasché，Cell Therapy Trials for Heart Regeneration - Lessons Learned and Future Directions. *Nat Rev Cardiol*. 2018，15（11）：659 – 671.

[22] Q Zhang，L Wang，S Wang，et al. Signaling Pathways and Targeted Therapy for Myocardial Infarction. *Signal Transduct Target Ther*. 2022，7（1）：78.

[23] R de Abreu，H Fernandes，P Martins，et al. Emanueli，C.；Ferreira，L.，Native and Bioengineered Extracellular Vesicles for Cardiovascular Therapeutics. *Nat Rev Cardiol*. 2020，17（11）：685 – 697.

[24] R Mata，Y J Yao，W B Cao，et al. The Dynamic Inflammatory Tissue Microenvironment：Signality and Disease Therapy by Biomaterials. *Research*.

2021，2021：4189516.

[25] S Bheri，M E Davis，Nanoparticle-Hydrogel System for Post-Myocardial Infarction Delivery of Microrna. *ACS Nano*. 2019，13（9）：9702 - 9706.

[26] S Capuani，J N Campa-Carranza，N Hernande，et al. Modeling of a bioengineered immunomodulating microenvironment for cell therapy. *Adv Healthcare Mater*. 2024：e2304003 - e2304003.

[27] S F Hansen，A Lennquist，Carbon nanotubes added to the sin list as a nanomaterial of very high concern：*Nat Nanotech*. 2020，15：3 - 4.

[28] S He，L Long，Z Wang，et al. Combining Humsc Secretome and a Conductive Hydrogel Enhances Angiogenesis and Electrical Transmission at Myocardial Infarct Sites to Support Cardiac Repair. *Chem Eng J*. 2023，474：145877.

[29] S Xian；Y H Xiang，D P Liu，et al. Insulin-dendrimer nanocomplex for multi-day glucose-responsive therapy in mice and swine. *Adv Mater*. 2023：2308965.

[30] T C Zhao，L Chen，M C Liu，et al. Emulsion-oriented assembly for janus double-spherical mesoporous nanoparticles as biological logic gates. *Nat Chem*. 2023，15：832 - 840.

[31] W Zheng，T Zhou，Y Zhang，et al. Simplified A2-Macroglobulin as a Tnf-A Inhibitor for Inflammation Alleviation in Osteoarthritis and Myocardial Infarction Therapy. *Biomaterials*. 2023，301：122247.

[32] X R Chen，R L Tong，Z Q Shi，et al. MOF nanoparticles with encapsulated autophagy inhibitor in controlled drug delivery system for antitumor. *ACS Appl Mater Interfaces*. 2018，10：2328 - 2337.

[33] X X Zhang，M M Hasani-Sadrabadi，J Zarubova，et al. Immunomodulatory microneedle patch for periodontal tissue regeneration. *Matter*. 2022，5：666 - 682.

[34] Y Li，X Chen，R Jin，et al. Injectable Hydrogel with Msns/Microrna-21-5p Delivery Enables Both Immunomodification and Enhanced Angiogenesis for Myocardial Infarction Therapy in Pigs. *Sci Adv*. 2021，7（9）：eabd6740.

[35] Y Liu，S Wang，J Zhang，et al. Reprogramming the Myocardial Infarction Microenvironment with Melanin-Based Composite Nanomedicines in Mice. *Nat Commun*. 2024，15（1）：6651.

[36] Y Song，Z Y Yang，X L Wang，et al. Harnessing a triphenylphosphine-based aie nano-platform for triggering incomplete mitophagy to continuously augment anti-tumor immune response in hepatocellular carcinoma. *Nano Today*. 2024，54：202090.

[37] Y Sun，P Zhang，Y Q Li，et al. Light-activated gold-selenium core-shell nanocomposites with NIR-II photoacoustic imaging performances for heart-targeted repair. *ACS Nano*. 2022，16：18667－18681.

[38] Y Zhang，Y Xu，H Kong，et al. Microneedle System for Tissue Engineering and Regenerative Medicine. *Exploration*. 2023，3（1）：20210170.

[39] Y Zhou，Q Liang，X Wu，et al. Sirna Delivery against Myocardial Ischemia Reperfusion Injury Mediated by Reversibly Camouflaged Biomimetic Nanocomplexes. *Adv Mater*. 2023，35（23）：2210691.

第九章
运动生理和心肌保护

王丽君　肖俊杰

本章学习目标

1. 了解运动锻炼的生理意义；

2. 熟悉并记忆运动锻炼诱导生理性心肌肥厚的主要特征；

3. 系统理解非编码 RNA 在运动锻炼诱导生理性心肌肥厚中的调控机制；

4. 掌握运动锻炼对心肌的保护作用机制及该领域的前沿进展。

　　机体运动时，其各种细胞、组织、器官和系统会响应运动协同工作并产生适应性变化。科学运动锻炼可以增强体质，对于人体内环境稳态维持和生理机能调节具有重要意义。世界卫生组织（WHO）在《关于身体活动和久坐行为指南》中提出，成年人每周都应该至少进行 150—300 分钟的中等强度运动或 75—150 分钟的高强度有氧运动（或中等强度和高强度有氧运动等效组合），儿童或青少年每周平均每天应进行 60 分钟的中等/高强度的有氧活动。运动锻炼除了对机体健康维持产生持久益处,也可以提高机体对疾病的抵抗能力,降低机体罹患心脑血管疾病、糖尿病、肥胖、肿瘤等多种疾病的风险,显著降低全因死亡率。

一、运动生理概述

1. 运动锻炼对心血管系统的调节

心室收缩时,血液从左心室射入主动脉,同时静脉血从右心室泵入肺动脉,舒张时经过肺的动脉血流入左心房,静脉血流入右心房,从而完成一个循环。运动锻炼对心血管的结构和功能具有很大的影响,运动会增加室壁厚度、降低心率、提高泵血量,以消耗较小的能量完成正常的生理活动,产生生理性心肌肥厚。运动锻炼诱导心脏产生的生理性心肌肥厚过程是良性可逆的,停止锻炼之后一段时间会逐渐恢复正常。根据组织学和生理学特点,心肌细胞可分为工作细胞和自律细胞,工作细胞具备肌细胞的结构和功能,含有大量肌纤维,用以维持心脏的收缩功能;自律细胞能自动有节律地形成和传导兴奋,可通过传导兴奋来刺激心脏收缩。与骨骼肌收缩主要依靠运动神经中枢产生和传导的兴奋信号不同,引起心肌收缩的信号主要来自其自身的窦房结细胞,心肌细胞可通过低电阻闰盘使所有的心房肌或心室肌同时收缩,大大提高了心室的泵血效果;心肌细胞肌浆网终末池容积很小,储存的钙离子量比骨骼肌少,故细胞外液钙离子浓度的变化对心肌细胞的收缩影响很大。为了满足运动的能量需求,心脏需要增加心率和心肌收缩力。运动锻炼可以通过自主神经系统和激素作用于窦房结，改变离子电流、调节心脏动作电位和兴奋-收缩耦合，从而增强心肌细胞收缩力并增加心率。例如，运动锻炼导致心脏中 β-肾上腺素信号短时激活，进而作用于窦房结的影响而增加心率，并通过急剧增加 Ca^{2+} 来增强其收缩和舒张功能。与之相反，在疾病发生时，长期慢性的 β-肾上腺素信号激活会导致肌浆网 Ca^{2+} 超载，从而导致心肌细胞丢失、心功能障碍和心力衰竭的发生。运动锻炼可以抑制交感神经活动，降低血管紧张素 II、去甲肾上腺素的水平，刺激神经中枢，从而降低血压，改善心脏负荷，延缓动脉粥样硬化等心血管疾病的发生。此外，运动锻炼也会促进血管新生，改善脂质代谢，调节循环血容量。运动对循环血的影响也分为一次性的大负荷运动后的影响和长期运动锻炼的影响：与一次性大负荷的运动相比，通常长期运动锻炼会引起循环血容量的增加，所以尽管安静时单位体积中的红细胞数和血红蛋白较少，但在总体水平上是增加的。

2. 运动锻炼对呼吸系统的调节

肺部本身不含平滑肌，呼吸时其收缩主要依靠肺部的弹性纤维和肺泡的表面张力，呼吸过程中胸廓的收缩主要依靠呼吸肌。正常呼吸时，吸气时膈肌和肋间外肌收缩，使胸廓扩大，有助于肺泡的扩张，当肺内压高于大气压时，膈肌和肋间外肌舒张，使膈肌、肋骨回位，胸廓缩小，肺内气体排出，形成呼气，这样就完成了一个安静状态下的呼吸过程。不同于安静状态下呼吸依靠膈肌和肋间外肌的收缩和舒张，运动锻炼后用力呼吸时，呼气和吸气过程中均有呼吸肌的收缩运动，同时有辅助吸气肌和呼气肌的参与。运动过程中肺部气体交换，O_2 先融合在血浆中，然后其中极少一部分与血红蛋白结合，随血液运输到全身各处，与组织细胞中的 CO_2 进行交换，CO_2 在运输中主要以 HCO_3^- 的形式存在，CO_2 在碳酸酐酶的催化下与 H^+ 结合形成 H_2CO_3，再通过水解形成 HCO_3^-。但是，HCO_3^- 运出血细胞时会引起细胞内外电位的异常，所以在 HCO_3^- 运出血细胞的同时，血浆中 Cl^- 内流，维持红细胞膜内外电位的稳定。同时，血液在运输 CO_2 时，形成 H_2CO_3 和 $NaHCO_3$，可以起到酸碱缓冲作用。呼吸的调节方式有神经调节和体液调节，运动时机体代谢加强，呼吸系统也会随之发生变化。在一次性运动中，运动锻炼越剧烈，呼吸深度和呼吸频率的增加越显著，流向肺部的静脉血中血氧分压比安静时低，从而增大了呼吸膜两侧的血氧分压差，使 O_2 在肺部的扩散效率升高。运动锻炼会增加血液中儿茶酚胺的含量，导致支气管扩张，增加了通气肺泡的数量；前括约肌扩张也会增加肺毛细血管的数量，从而增大呼吸膜的面积。此外，运动使右心室泵血量的增加增大了肺部的血流量，提高了摄入 O_2 的效率。在肺部组织中，由于代谢的增强，血氧分压下降，增大了肺部组织和血液的血氧分压差，从而促进了 O_2 向组织中的扩散速率。尽管长期运动不会改变肺的结构和功能，但运动锻炼可以增加最大运动时的潮气量和呼吸频率、增大机体肺容量、降低最大运动强度下的通气量，从而提高呼吸系统对运动的适应性。值得注意的是，运动过程中需要掌握好良好的呼吸方法，运动时呼吸的形式、时相和节奏要与运动的形式和动作相适应，从而保持机体内环境的稳定和充分发挥机体的运动能力。

3. 运动锻炼对机体代谢的调节

人体运动对物质、能量的代谢影响最为显著，运动可以提高机体内物质和能量代谢对不同负荷运动的适应能力。机体运动时对于能量的消耗主要取决于运动的强度和运动的时间。在三大能源物质中,糖的消耗速率最大,但是在运动强度低于 30% 最大摄氧量时,骨骼肌主要靠脂肪酸氧化供能,较少利用肌糖原;运动开始后,骨骼肌先分解肌糖原,使糖原浓度逐渐降低,大约 30 分钟时,脂肪的分解速率达到最大水平,而蛋白质作为能源物质供能的情况通常发生在持续 30 分钟以上的耐力运动项目中。在消耗能源物质的同时,运动对物质代谢也具有积极影响,有氧运动可以通过改善血糖向骨骼肌的转运能力来加快运动后肌糖原的恢复,从而有利于运动耐力的提升;与之相对应的是,运动中脂肪酸的供能比例增加,减少了糖原和蛋白质的消耗。无氧运动还可以增加骨骼肌中磷酸肌酸、腺苷三磷酸(ATP)、肌糖原等无氧供能物质的水平。人体主要有三种能源系统在运动时提供能量——磷酸原系统、酵解能系统和氧化能系统,在短暂爆发性运动中,供能主要以磷酸原系统为主,随着运动时间的增长,到 30 秒左右时,磷酸原系统的输出功率基本为零,同时有氧氧化和糖酵解的供能逐渐增强,糖酵解能量的输出功率甚至达到最大水平,倘若运动时间持续延长,糖酵解的输出功率也随之下降,有氧氧化占据能量供应的主导地位。人体能量的供应形式为能量连续统一体,但相比之下,因为运动时能量的直接来源是腺苷三磷酸(ATP)的分解,而腺苷三磷酸(ATP)的补充途径主要是有氧氧化,所以氧化能系统十分重要。因此,科学的运动锻炼可以维持有氧和无氧供能系统间的平衡,提高氧化能系统的供能能力。此外,机体的糖、脂肪、蛋白质等物质代谢发生异常时,会引起一系列疾病,被称为代谢综合征。代谢综合征的发生一般认为与遗传、免疫和环境因素相关。例如,胰岛素抵抗会引起机体代谢障碍、脂肪细胞累积、脂质降解,从而导致血浆游离脂肪酸含量增加;而高浓度的游离脂肪酸会抑制细胞对葡萄糖利用,升高血糖浓度,进一步加重胰岛素抵抗,进而引起肥胖、炎症、心血管疾病等。运动锻炼可以减轻胰岛素抵抗,控制机体体重、血糖和血压,从而显著改善代谢综合征。

4. 运动锻炼通过神经系统控制肌肉活动

肌肉运动主要由脊髓、脑干、大脑皮质三级调控,并由小脑和基底神经节进行监控,对体内外环境变化做出迅速的适应性反应,维持机体正常的生命活动。运动时大脑皮质运动区向脊髓和小脑发送运动指令,而躯体运动时的各种信息也经脊髓小脑束传至小脑,并与大脑皮质发送的运动指令进行比较分析,然后传至大脑皮质进行运动矫正,使运动动作逐渐协调。动作熟练后,皮层小脑中就储存了一套正确的运动程序,每当要发动这项运动时,就会通过下行通路提取此程序,由大脑皮质通过小脑下行和基底神经节下行将指令传至脊髓运动神经元,并在脊髓前角运动神经元处整合,最终发出一定形式和频率的冲动支配骨骼肌收缩。这一过程中任意一个功能元件受损都会对机体产生极大的影响,脊髓休克会使其所支配的躯体与内脏反射均减退甚至消失,虽然一段时间后一些反射可逐渐恢复,但离断面以下的知觉和随意运动能力将永久丧失。脑干具有协调骨骼肌、维持肌肉张力、控制心血管与骨骼肌、决定清醒和睡眠意识状态的功能,切断脑干会引发大脑僵直现象。切除小脑会使肌肉活动迟缓,当小脑损伤时会失去运动的稳定性,运动学习也会受到很大的影响。基底神经节功能病变时可能表现出两类症状:一是运动过少但肌紧张过强综合征,二是运动过多但肌紧张不全综合征。运动可以减少机体交感神经的紧张性,提高迷走神经的兴奋性,使神经,肌肉的功能活动更加协调,对神经系统的形态功能和其适应能力均有明显的促进作用。值得注意的是,长期规律的体育运动会使神经系统进一步产生良好适应性,改善神经系统的调节功能,并提高机体对体内外不良刺激的抵抗能力。此外,运动锻炼可以增加脑源性神经因子,促进脑神经元的再生和损伤的修复。

5. 运动锻炼对内分泌系统的调节

内分泌系统包括机体内具有分泌激素功能的腺体、器官和组织,激素被分泌后,随着血液运输到身体的各个器官组织发生其特定的特异性反应,用以维持机体内环境的稳定,调节机体的新陈代谢和生殖过程,并促进机体的生长发育。虽然含量很少,但激素在体内与特异性受体结合后可以发生级联放大反应,形成一个效率极高的生物放大系统。运动时骨骼肌收缩,对机体产生强烈的刺激,体内各项生理功能发生明显变化,此时神经、内分泌和免疫等调节系统相互协调,联合发挥作用以维持机体的稳定。其中,激素调节充当了重要角色。与运动有关的主要是下丘脑-垂体-肾上腺皮质轴,下丘脑和垂体分泌的促激素对运动应激起着非常重要的作用。在急性运动期间,激素会发生剧烈的应答反应,而在长期慢性运动中,激素主要对机体产生相应的适应性变化。此外,激素对运动过程中和运动后的能量代谢也具有不同的调控作用。在运动过程中,主要是应激激素、肾上腺皮质激素和胰高血糖素等影响分解代谢,运动强度较高时,上述影响分解代谢的激素在血液中的浓度显著上升,而胰岛素的水平保持不变甚至降低,使能量的分解代谢明显增强,以满足运动的需求。与之相反,在运动后,身体的耗能逐渐恢复至安静水平,应激激素和肾上腺皮质激素等的水平急剧下降,胰岛素的水平迅速上升,有助于能量物质的再合成。不仅如此,机体甚至会产生超量补偿的现象,有益于后续运动中得到更多的能量供应。

6. 运动锻炼对免疫系统的调节

免疫是人体的防御机能,免疫反应分为细胞免疫和体液免疫,分别由 T 细胞和 B 细胞介导。免疫系统与神经系统和内分泌系统相互作用、相互影响,共同调节机体机能。适当运动锻炼可以增强机体免疫系统的调节能力,提高机体对疾病的抵抗能力。但运动过度会对机体免疫机能产生不良的影响,使机体的淋巴细胞数量、免疫球蛋白和重要补体 C3 和 C4 的含量显著减少,自然杀伤细胞(NK 细胞)的细胞毒性降低。对于运动与免疫有两个基本理论,一是"开窗"理论:大强度急性运动时,应激激素含量急剧升高,导致淋巴细胞等快速动员并进入血液,淋巴细胞等免疫细胞的数量急剧升高,运动结束后,免疫细胞和免疫球蛋白的浓度和功能都明显降低,出现免疫低下期,此时细菌、病毒等病原体极易侵入机体,机体对疾病的易感率升高。二是"J"形曲线模式:以运动强度为横坐标,感染率为纵坐标,适量运动机体的感染率会明显降低,随着运动强度的增大,感染率又会渐渐升高,甚至高于安静状态下的感染率,形成一条像"J"的曲线。以上结果都说明了过度运动会使免疫机能低下,导致运动性免疫低下发生,此时可以采用补充糖、谷氨酰胺、抗氧化物和微量元素等营养物质的方式增强免疫力。

此外,运动锻炼还有助于儿童和青少年的发育,调节女性的特殊生理过程,延缓机体衰老等有利于机体健康的功能。

二、运动锻炼对心肌的保护作用及机制

运动锻炼对于人类健康的促进作用已经被广泛接受,规律运动可以显著降低机体多种疾病的发病风险和改善患者的健康状况。最近,《美国心脏病学会杂志》(JACC)中的一份全球疾病负担(GBD)专题报告表明,心血管疾病仍是全球人类死亡主要原因,每年仍有数百万人过早死于心脏病,迫切需要采取行动创造一个心脏健康的世界。在我国,国家心血管病中心最新发布的《中国心血管健康与疾病报告2022》指出,由于不健康生活方式流行,具有心血管病危险因素的人群巨大,加之人口老龄化加速,我国心血管病发病率和死亡率仍在升高,疾病负担下降的拐点尚未出现。

运动锻炼可以增加心脏冠状动脉的血流,有助于改善心肌的氧供,减少心肌缺血的风险,改善冠状动脉微循环,提高心肌细胞对氧气的利用效率并增强心肌的收缩力和提高工作效率,因此,运动锻炼能够通过促进心血管结构与功能重塑、促进血管新生和线粒体适应性重塑、改善心肌代谢和微循环等,保障心血管健康并抵抗心血管疾病。

运动锻炼对心肌保护的分子机制涉及多个方面,主要包括促进生理性心肌肥厚、抗氧化应激、改善心肌细胞代谢、抗炎作用、促进心肌细胞内源性增殖、调节心肌细胞内钙离子浓度以及促进心肌细胞自噬等。

1. 运动锻炼诱导生理性心肌肥厚

运动锻炼诱导心脏发生生理性心肌肥厚是心脏对运动锻炼的重要适应性特征之一。心肌肥厚可以分为生理性心肌肥厚和病理性心肌肥厚两种类型。两种心肌肥厚最初都是心肌细胞对于生理或病理刺激的适应性反应,但是二者的分子机制、心脏表型和预后差异巨大。Gαq 信号通路、钙调磷酸酶通路、胚胎基因(*Nppa*、*Nppb*、β - *Mhc*)表达激活等是病理性心肌肥厚发生的主要分子机制,病理性心肌肥厚最初是作为心室同心生长的代偿反应而诱发的,通常表现为单个心肌细胞形态延长,伴有间质和血管周围纤维化以及心肌细胞死亡,心脏持续超负荷工作发生损伤反应并最终发展为心脏收缩功能障碍和心力衰竭。生理性心肌肥厚是一种良性可逆的心肌肥厚,表现为心室容积和壁厚协调性轻度增加,心脏代谢适应性改变和线粒体功能增强等,区别于病理性心肌肥厚,生理性心肌肥厚无心脏病理性改变以及心脏纤维化的发生。IGF1 - PI3K - Akt 信号通路、甲状腺激素受体信号通路和一氧化氮合成酶系统是生理性心肌肥厚的经典通路。

运动锻炼可以诱导生理性心肌肥厚。重要的是,介导运动锻炼诱导生理性心肌肥厚的关键分子往往具有促进心肌细胞健康肥大、内源性增殖和抵抗病理性损伤的多重效应。C/EBPβ 和 CITED4 是运动锻炼诱导生理性心肌肥厚的核心转录因子,能够调控生理性心肌肥厚的发生。运动锻炼可以下调转录因子 C/EBPβ,进而上调 CITED4,促进心肌细胞肥大和增殖,减少心肌缺血再灌注损伤后的心肌细胞凋亡,防治病理性心室重塑和心力衰竭。非编码 RNA 是一类不编码蛋白质的 RNA 分子,它参与细胞增殖、凋亡、分化、代谢等重要的生物学过程,并且和疾病的发生、发展密切相关。miR－222是介导运动诱导生理性心肌肥厚的关键微 RNA(miRNA)。通过 miRNA 芯片筛选和功能验证表明,miR－222 可以同时促进心肌细胞肥大和增殖;在动物整体水平,miR－222 是运动诱导生理性心肌肥厚所必需的物质,研究表明,抑制 miR－222 后让小鼠进行游泳运动,小鼠不再发生生理性心肌肥厚。机制探索表明,一方面,miR－222 靶向抑制 HMBOX1 促进心肌细胞肥大;另一方面,miR－222 通过抑制靶基因 p27、HIPK1 促进心肌细胞增殖。心肌特异性过表达 miR－222 可减少心肌细胞凋亡,降低心肌纤维化、改善心脏功能。此外,miR－222 靶向抑制 p27 或 HMBOX1 也被发现可进一步上调 CITED4,多向参与心肌细胞增殖与健康肥大的调控,与运动诱导生理性心肌肥厚的关键信号通路 PI3K－Akt 和核心转录因子 C/EBPβ－CITED4 轴串联对话。

除了 miRNA,长链非编码 RNA(long non-coding RNA,lncRNA)也与运动锻炼诱导生理性心肌肥厚的发生密切相关。lncRNA CPhar,lncExACT1,lncRNA Mhrt779 是已知的介导运动诱导生理性心肌肥厚的关键长链非编码 RNA。通过对于游泳运动锻炼诱导生理性心肌肥厚的小鼠心脏进行 RNA 芯片分析和功能验证鉴定出了介导运动锻炼的关键 lncRNA CPhar。运动锻炼能够诱导心肌细胞 CPhar 表达上调,过表达 CPhar 可以促进新生小鼠心肌细胞的肥大和增殖,以及抑制氧葡萄糖剥夺恢复所致的心肌细胞凋亡。在动物水平研究表明,抑制 CPhar 表达,游泳运动的小鼠心脏将不能发生生理性心肌肥厚;增加 CPhar 可以改善心肌缺血再灌注损伤所致的心室重塑和心功能异常。进一步的分子机制研究揭示,转录因子 ATF7 是 CPhar 的下游分子;CPhar 通过结合 RNA 解旋酶 DDX17,螯合生理性心肌肥厚关键转录因子 C/EBPβ 调控其下游分子 ATF7。通过对滚轮自主运动 8 周诱导生理性心肌肥厚、主动脉弓缩窄手术 2 周诱导病理性心肌肥厚、主动脉弓缩窄 8 周诱导心力衰竭的小鼠心脏进行 RNA 测序鉴定出了 lncRNA lncExACT。lncExACT 在运动锻炼心脏中表达降低,但在人和小鼠的衰竭心脏中表达增加;心脏中过表达 lncExACT 会导致病理性心肌肥厚和心力衰竭,而抑制 lncExACT 则会诱导生理性心肌肥厚发生以及改善心脏纤维化和心功能障碍。机制研究发现,lncExACT1 通过 DCHS2 调节 miR - 222、钙调磷酸酶信号通路和 Hippo/Yap1 信号通路发挥作用。lncExACT1 - DCHS2 可以扮演开关的角色,在心脏生理性生长和病理性生长之间切换,为利用运动锻炼的有益效果提供潜在治疗的可能调节靶点。临床观察实验表明,前运动员组的平均寿命比非运动员组的长 5—6 年,这表明了运动锻炼诱导生理性心肌肥厚消退之后,抗肥厚的记忆仍然存在且对随后发生的病理性应激具有抵抗效应。研究人员通过对运动锻炼诱导生理性心肌肥厚发生的小鼠心脏分别进行假手术、主动脉弓缩窄手术(1 周、4 周)研究发现,具有运动锻炼预适应的小鼠心脏肺充血较少、主动脉弓缩窄手术导致的病理性肥厚增加较少、心功能较不运动预适应组也较好。进一步地,研究者得出了运动锻炼心脏预适应中关键上调 lncRNA Mhrt779 的结论;抑制 Mhrt779 可以减弱运动锻炼心脏预适应对主动脉弓缩窄小鼠心脏和血管紧张素 Ⅱ 处理的培养心肌细胞的抗肥厚作用,而过表达 Mhrt779 会增强该抗病理性肥厚效应。机制研究表明,Mhrt779

通过结合 BRG1 抑制组蛋白脱乙酰酶 2（HDAC2）/Akt/GSK3β 通路的活化。运动锻炼诱导生理性心肌肥厚的预适应效应通过 Mhrt779/BRG1/HDAC2/p－Akt/p－GSK3β 信号通路介导抗病理性心肌肥厚作用以增强对心脏病理应激的抵抗力。

环状 RNA 也被发现介导运动锻炼诱导生理性心肌肥厚对心脏损伤的保护作用。通过对游泳运动和不运动的小鼠心脏心肌细胞进行 RNA 测序分析，发现环状 RNA circUtrn 在运动锻炼诱导生理性心肌肥厚的心肌细胞中显著性上调。过表达 circUtrn 可以促进 H9 人胚胎干细胞诱导的心肌细胞肥大、增殖相关标记基因表达增加以及对氧葡萄糖剥夺恢复实验处理导致的心肌细胞凋亡的抵抗效应。过表达 circUtrn 可以预防心脏缺血再灌注损伤引起的急性心肌损伤和病理性心室重塑，而抑制 circUtrn 会消除运动锻炼诱导生理性心肌肥厚对心脏缺血再灌注损伤的保护效应。机制研究表明，circUtrn 在心肌细胞中通过与 PP5 结合，并以泛素-蛋白酶体依赖的方式调节 PP5 的稳定性。缺氧诱导因子 1α 依赖性剪接因子 SF3B1 作为心肌细胞 circUtrn 的上游调节因子响应运动锻炼调节 circUtrn 的表达。此外，在运动锻炼心脏预适应保护的心脏中，研究人员也发现了一个在心肌组织中高表达且在运动锻炼预适应心脏中显著上调的环状 RNA circ－Ddx60，抑制 circ－Ddx60 会减弱运动锻炼心脏预适应产生的抗病理性肥厚效应，并使得行主动脉弓缩窄术的小鼠心脏的心功能进一步恶化。机制研究表明，circ－Ddx60 和延伸因子 eEF2 结合，下调 circ－Ddx60 会抑制运动锻炼心脏预适应诱导的 eEF2 并使其上游 AMPK 磷酸化增加。这些研究提示，干预介导运动诱导生理性心肌肥厚发生的关键因子，对于病理性心室重塑和心力衰竭的发生具有保护效应。因此,研究运动诱导生理性心肌肥厚发生的关键分子机制有助于从全新的角度探索心力衰竭防治的新靶点和新策略。

2. 运动锻炼促进心肌细胞内源性增殖

心力衰竭发生时往往伴随心肌细胞的慢性丢失和功能紊乱,在对心力衰竭的防治研究中,大量工作集中在探索如何实现促进心肌细胞存活。值得注意的是,成年哺乳动物心肌细胞有限的增殖能力是心肌损伤后修复困难的重要原因,而运动锻炼对于成年哺乳动物心肌细胞具有促增殖效应。采用无创多同位素质谱成像的研究证实,运动诱导的心脏生理性心肌肥厚中存在心肌细胞增殖现象,运动后小鼠心肌细胞的增殖是对照组的 4.6 倍。同样的,在衰老心脏中,使用单核/二倍体^{15}N-胸苷标记心肌细胞的检测发现,与不运动的老年心脏相比,运动的老年心脏发生心肌细胞生成的频率明显更高,老年运动小鼠心脏中单核/二倍体^{15}N-胸苷标记心肌细胞的年增长率为 2.3%。相比之下,年轻运动小鼠心脏的年增长率为 7.5%,年轻不运动小鼠心脏的年增长率为 1.63%。转录谱分析表明,无论年龄如何,运动锻炼都会诱导与昼夜节律相关的通路,从而促进心脏心肌细胞的内源性生成。近期的一项研究表明,游泳运动锻炼可以促进心肌 RNA 腺苷脱氨酶 ADAR2 的表达。值得注意的是,与之前发现的生理性心肌肥厚的关键因子 C/EBPβ、miR-222 和 CPhar 不同,过表达 ADAR2 并不改变心肌细胞面积,但是可以促进心肌细胞增殖和抵抗阿霉素诱导所致的心肌细胞凋亡。动物水平研究显示,ADAR2 并非运动诱导生理性心肌肥厚所必需的物质:抑制 ADAR2,运动锻炼小鼠心脏仍能够发生生理性心肌肥厚;心脏过表达 ADAR2 可以保护心肌梗死和阿霉素诱导的心肌病。机制研究表明,ADAR2 介导的 miR－34a 前体的 A－I 编辑可能是其在心肌细胞中发挥调控功能的分子机制。ADAR2 的脱氨酶结构域是 ADAR2 调控其下游分子 miR－34a 的表达所必需的结构域,不具备脱氨酶活性的 ADAR2 截短体不能够促进新生大鼠心肌细胞的增殖和抵抗阿霉素诱导所致的心肌细胞凋亡。ADAR2 通过 miR－34a－Sirt1/Bcl2/Cyclin D1 轴,调控心肌细胞增殖和凋亡。生理性心肌肥厚关键转录因子 C/EBPβ 调控心肌细胞中 ADAR2 的表达。这些研究表明,作为一种独特地促进内源性心肌细胞增殖的方式,探索运动促进心肌细胞增殖的关键调控机制可以帮助人们寻找促进心脏内源性修复的新途径。

3. 运动锻炼通过抗氧化应激改善心脏疾病

氧化应激是指生物体氧化还原过程中自由基以及活性氧产生过多,导致氧化和抗氧化系统失衡,从而引发一系列的生理和病理反应。近年来,氧化应激已被证明与阿尔茨海默病、心血管疾病、类风湿性关节炎以及肿瘤等多种疾病密切相关。大量的临床和实验研究表明,氧化应激在心脏病理性重构中起着关键作用,过多的活性氧积累可导致细胞损伤和心脏重构,促进心力衰竭的发生发展。氧化还原平衡紊乱或过度氧化应激会恶化心血管疾病的病程发展。然而,运动锻炼可以通过预适应效应引起的低水平氧化应激提高心血管系统功能障碍的抵抗能力。

运动锻炼可以提高心肌细胞的抗氧化能力,减少活性氧的产生,降低氧化应激。运动锻炼的抗氧化效应主要通过增加抗氧化酶(如

SOD、CAT 等)的表达或提高抗氧化酶的活性,以及调节抗氧化信号通路(如 NRF2/HO－1 信号通路)来实现的。研究证明,运动锻炼可抑制高脂血症引起的心脏组织氧化应激损伤,研究人员发现,运动锻炼可以通过 Nrf2/HO－1 轴对心脏氧化应激进行调节,减轻心肌细胞的氧化应激,改善心脏损伤;运动锻炼也可以通过增加抗氧化酶(如 SOD、CAT 等)的表达,减轻心肌细胞内的氧化应激,从而保护心肌。

4. 运动锻炼改善心肌代谢

心肌细胞代谢是维持心脏正常功能的关键因素,其代谢过程包括能量的产生与利用,以及心脏功能相关生物大分子的合成与降解。从幼儿出生到成年过程中,随着个体的成长,心肌细胞的能量需求逐渐增加,心肌细胞代谢的方式也逐渐从糖酵解转变为以脂肪酸氧化为主。心肌细胞能量代谢紊乱是心血管疾病的重要致病因素,干预和调控心肌细胞的代谢转换,有可能为心脏疾病的治疗提供新思路。运动锻炼可以提高心肌细胞对葡萄糖和脂肪酸的摄取和利用,增加心肌细胞内腺苷三磷酸(ATP)的产生,从而改善心肌细胞的能量代谢。此外,运动锻炼还可以促进心肌细胞线粒体的生物合成,提高心肌细胞的氧化磷酸化能力。运动锻炼与额外的能量消耗有关,并可引起脂肪酸或葡萄糖代谢的变化。近年来的研究表明,运动可以显著改善心肌细胞代谢。例如,运动锻炼可以提高心肌细胞对葡萄糖的摄取和利用,增加心肌细胞内能量供应,从而改善心肌细胞的代谢功能。运动锻炼也会影响调控心肌细胞代谢的关键分子。例如,运动可以通过抑制 HDAC4 和上调 GLUT1 表达改善心肌梗死小鼠心功能和糖代谢等。

三、其他运动保护心肌的分子机制

运动保护心肌的分子机制涉及多个方面,除了以上总结的,还包括抗炎作用、调节心肌细胞内钙离子浓度、调节心肌细胞自噬、减少心脏纤维化程度、促进血管新生等。

运动锻炼可以通过调节炎症信号通路,降低心肌细胞内的炎症因子(如 IL-1β、TNF-α 等)水平、促进抗炎细胞因子(如 IL-10 等)的表达,从而减轻心肌炎症反应并增强心肌细胞的抗炎能力。

钙离子(Ca^{2+})是多种细胞功能的调节剂,在心肌细胞中,Ca^{2+} 是兴奋-收缩偶联的关键,但也影响多种信号级联并影响基因表达的调节。细胞 Ca^{2+} 处理的紊乱和 Ca^{2+} 依赖基因表达模式的改变是衰竭心肌细胞的关键特征,靶向 Ca^{2+} 依赖的转录途径可能为心力衰竭的治疗提供可能的途径。运动锻炼也可以影响心肌细胞内钙离子的浓度,从而调节心肌细胞的收缩和舒张。

自噬是一种自我降解的过程,在清除错误折叠或聚集的蛋白质、受损的细胞器(如线粒体、内质网和过氧化物酶体)以及清除细胞内病原体方面起关键的作用。运动锻炼也可以激活心肌细胞自噬,促进细胞内有害物质和损伤蛋白的降解,从而保护心肌细胞免受损伤。

此外,骨骼肌、脂肪、肝脏等器官在响应运动锻炼时会产生运动因子,通过内分泌或旁分泌等方式作用于自身或其他组织器官,影响组织器官生长、功能活动和机体健康。作为公认的预防和治疗心血管疾病的重要方法,运动锻炼不仅对心脏直接具有保护效应,还能够促进多种组织和器官(如骨骼肌、脂肪、肝脏等)分泌运动因子并通过组织器官之间的交互作用调控发挥心血管保护效应。近年来,部分受运动锻炼调控的运动因子(如鸢尾素、FSTL1、FGF21 等)被发现参与调控运动锻炼介导的心肌保护效应。尽管运动锻炼对心血管保护作用的全身系统性效应已经被广泛接受,但是目前已报道的研究工作之间相对独立,深层次的分子机制和调控网络的发掘与探索尚在起步阶段,缺少运动锻炼对心血管保护的系统性研究。未来,针对运动锻炼如何改善心血管疾病的分子机制探索,以及基于运动因子的运动替代性药物的研发,将对心血管疾病的预防和治疗具有重要意义。

思考与练习

1. 简述运动锻炼的生理意义。

2. 简述运动锻炼对呼吸系统的调节。

3. 简述运动锻炼对心肌保护的分子机制。

4. 运动锻炼诱导生理性心肌肥厚的主要特征有哪些?

5. 简述非编码 RNA 在运动锻炼诱导生理性心肌肥厚中的作用及机制。

本章参考文献

［1］ 国家心血管病中心主编.中国心血管健康与疾病报告 2022［M］.北京:中国协和医科大学出版社.2023.

［2］ A Vujic, C Lerchenmüller, T D WU, et al. Exercise induces new cardiomyocyte generation in the adult mammalian heart. *Nat Commun*. 2018, 9(1): 1659.

［3］ B C Bernardo, JYY Ooi, KL Weeks, et al. Understanding Key Mechanisms of Exercise-Induced Cardiac Protection to Mitigate Disease: Current Knowledge and Emerging Concepts. *Physiol Rev*. 2018, 98: 419 – 475.

［4］ C D Wiley, J Campisi. The metabolic roots of senescence: mechanisms and opportunities for intervention. *Nat Metab*. 2021,3：1290 - 1301.

[5] C Fiuza-Luces, A Santos-Lozano, M Joyner, et al. Exercise benefits in cardiovascular disease：beyond attenuation of traditional risk factors. *Nat Rev Cardiol*. 2018,15：731 - 743.

[6] C Gubert, A J Hannan. Exercise mimetics：harnessing the therapeutic effects of physical activity. *Nat Rev Drug Discov*. 2021,20：862 - 879.

[7] C Lerchenmüller, A Vujic, S Mittag, *et al*. Restoration of cardiomyogenesis in aged mouse hearts by voluntary exercise. *Circulation*. 2022, 146(5)：412 - 426.

[8] C Lerchenmüller, C P Rabolli, A Yeri, et al. CITED4 protects against adverse remodeling in response to physiological and pathological stress. *Circ Res*. 2020, 127(5)：631 - 646.

[9] E D Abel, T Doenst. Mitochondrial adaptations to physiological vs. pathological cardiac hypertrophy. *Cardiovasc Res*. 2011,90：234 - 42.

[10] F C Bull, S S Al-Ansari, S Biddle, et al. World health organization 2020 guidelines on physical activity and sedentary behaviour. *Br J Sports Med*. 2020, 54(24)：1451 - 1462.

[11] F Sanchis-Gomar, C J Lavie, J Marin, et al. Exercise effects on cardiovascular disease：from basic aspects to clinical evidence. *Cardiovasc Res*. 2022,118：2253 - 2266.

[12] G A Mensah, V Fuster, G A Roth. A heart-healthy and stroke-free world：using data to inform global action. *J Am Coll Cardiol*. 2023, 82(25)：2343 - 2349.

[13] H Li, L E Trager, X J Liu, et al. lncExACT1 and DCHS2 regulate physiological and pathological cardiac growth. *Circulation*., 2022, (16)：1218 - 1233.

[14] H Lin, Y Zhu, C Zheng, *et al*. Antihypertrophic memory after regression of exercise-induced physiological myocardial hypertrophy is mediated by the long noncoding RNA Mhrt779. *Circulation*, 2021, 143(23)：2277 - 2292.

[15] H W Kohl, C L Craig, E V Lambert, et al. The pandemic of physical inactivity：global action for public health. *Lancet*. 2012,380：294 - 305.

[16] H Y Wang, Z J Yang, X Zhang, et al. Antioxidants supplementation during exercise：friends or enemies for cardiovascular homeostasis?. *J Cardiovasc Transl Res*. 2023, 16(1)：51 - 62.

[17] C J Lavie, C Ozemek, S Carbone, et al. Sedentary Behavior, Exercise, and Cardiovascular Health. *Circ Res*. 2019,124：799 - 815.

[18] L J Wang, J Y Feng, X Feng, et al. Exercise-induced circular RNA circUtrn is

required for cardiac physiological hypertrophy and prevents myocardial ischaemia-reperfusion injury. *Cardiovasc Res*. 2023，119(16)：2638 – 2652.

[19] L Jin，L Geng，L Ying，et al. FGF21-Sirtuin 3 Axis Confers the Protective Effects of Exercise Against Diabetic Cardiomyopathy by Governing Mitochondrial Integrity. *Circulation*. 2022,146：1537 – 1557.

[20] L S Chow，R E Gerszten，JM Taylor，et al. Goodpaster BH and Snyder MP. Exerkines in health，resilience and disease. *Nat Rev Endocrinol*. 2022.18：273 – 289.

[21] L Yan，J A Wei，F Yang，et al. Physical Exercise Prevented Stress-Induced Anxiety via Improving Brain RNA Methylation. *Adv Sci（Weinh）*. 2022,9：e2105731.

[22] J B N Moreira，M Wohlwend，U Wisloff. Exercise and cardiac health：physiological and molecular insights. *Nat Metab*. 2020，2(9)：829 – 839.

[23] L E Trager，M Lyons，A Kuznetsov，et al. Beyond cardiomyocytes：Cellular diversity in the heart′s response to exercise. *J Sport Health Sci*. 2023,12(4)：423 – 437.

[24] J K Lew，J T Pearson，E Saw，et al. Exercise Regulates MicroRNAs to Preserve Coronary and Cardiac Function in the Diabetic Heart. Circ Res. 2020，127：1384 – 1400.

[25] M C Riddell，A L Peters. Exercise in adults with type 1 diabetes mellitus. *Nat Rev Endocrinol*. 2023,19：98 – 111.

[26] P Boström，N Mann，J Wu，et al. C/EBPbeta controls exercise-induced cardiac growth and protects against pathological cardiac remodeling. *Cell*. 2010，143 (7)：1072 – 1083.

[27] P L Valenzuela，L M Ruilope，A Santos-Lozano，et al. Exercise benefits in cardiovascular diseases：from mechanisms to clinical implementation. *Eur Heart J*. 2023,44：1874 – 1889.

[28] Q Zhang，L Wang，S Wang，et al. Signaling pathways and targeted therapy for myocardial infarction. *Signal Transduct Target Ther*. 2022,7：78.

[29] R A Martin，M R Viggars，K A Esser. Metabolism and exercise：the skeletal muscle clock takes centre stage. *Nat Rev Endocrinol*. 2023,19：272 – 284.

[30] R M Murphy，M J Watt，M A Febbraio. Metabolic communication during exercise. *Nat Metab*. 2020,2：805 – 816.

[31] R R Gao，L J Wang，Y H Bei，*et al*. Long noncoding RNA cardiac physiological hypertrophy-associated regulator induces cardiac physiological

hypertrophy and promotes functional recovery after myocardial ischemia-reperfusion injury. *Circulation*. 2021, 144(4): 303 - 317.

[32] S Bass-Stringer, C M K Tai, J R McMullen. IGF1-PI3K-induced physiological cardiac hypertrophy: Implications for new heart failure therapies, biomarkers, and predicting cardiotoxicity. *J Sport Health Sci*. 2021, 10: 637 - 647.

[33] X Luan, X Tian, H Zhang, et al. Exercise as a prescription for patients with various diseases. *J Sport Health Sci*. 2019, 8: 422 - 441.

[34] X J Liu, J J Xiao, H Zhu, et al. miR-222 is necessary for exercise-induced cardiac growth and protects against pathological cardiac remodeling. *Cell Metab*. 2015, 21(4): 584 - 595.

[35] X D Wu, L J Wang, K Wang, et al. ADAR2 increases in exercised heart and protects against myocardial infarction and doxorubicin-induced cardiotoxicity. *Mol Ther*. 2022, 30(1): 400 - 414.

[36] Y Q Zhu, C K Zheng, R Zhang, et al. Circ-Ddx60 contributes to the antihypertrophic memory of exercise hypertrophic preconditioning. *J Adv Res*. 2023, 46: 113 - 121.

第十章
大气污染与人体健康

王红云　谢玉玲　张　潇

本章学习目标

1. 深入理解大气污染的危害，了解大气污染对人类健康的深远影响；

2. 掌握大气颗粒物的分类和特性，掌握 $PM_{2.5}$ 颗粒物的成分来源；

3. 掌握 $PM_{2.5}$ 对人体健康的影响；

4. 掌握 $PM_{2.5}$ 对呼吸系统的影响及其作用机制；

5. 掌握 $PM_{2.5}$ 对心血管系统的影响及其作用机制。

　　大气污染是人类工业发展和生产生活过程对环境产生的负面影响之一，其对人类健康带来了严峻的挑战。大气雾霾形成的首要污染物是细颗粒物（$PM_{2.5}$），其对人类健康，尤其是呼吸系统及心血管系统带来严重危害，是全球疾病负担增加的重要因素之一。即使在较低浓度剂量下，$PM_{2.5}$ 依旧能对人体健康产生不良影响，其浓度的变化与呼吸系统及心血管系统疾病的发生率和死亡率息息相关。理解

$PM_{2.5}$ 暴露引发心肺损伤的关键分子机制,对防治大气污染相关的呼吸系统及心血管系统损伤具有重要的意义。这一章将集中讨论大气颗粒物的概念、分类、危害,重点阐述 $PM_{2.5}$ 对呼吸系统及心血管系统的作用及分子机制。

一、大气污染与人体健康概述

大气污染对环境和人类健康都产生了较为深远的影响,特别是大气细颗粒物($PM_{2.5}$),其具有较小的粒径、较大的比表面积,极易富集大气中的化学物质及微生物(如重金属以及细菌、病毒和真菌等)。这些化学物质及微生物随人体呼吸到达肺泡并在肺泡中沉降,引发呼吸系统的氧化应激和炎症反应,进而导致呼吸系统疾病,如慢性阻塞性肺病(COPD)。在此基础上,$PM_{2.5}$ 能够进一步引发系统性损伤,可对多个脏器产生不良影响。研究表明,不论长期还是短期暴露于 $PM_{2.5}$ 中,心肌细胞会发生显著的氧化损伤和细胞凋亡,进而诱发心肌不可逆损伤,引起心脏的不良重构,最终导致心功能障碍。流行病学研究结果也表明,$PM_{2.5}$ 暴露与心血管疾病的发病率、住院率和死亡率紧密相关。此外,$PM_{2.5}$ 还与内皮损伤、动脉粥样硬化的发生发展,肾脏疾病、癌症以及神经系统损伤等紧密相关。暴露于 $PM_{2.5}$ 中可能增加肾脏疾病和癌症的发生风险,并对中枢神经系统造成损害,引发认知能力下降等问题。近年来,随着研究的深入,人们对大气 $PM_{2.5}$ 暴露致机体损伤的生物学机制有了一定的了解和认识,认为其中氧化应激和系统性炎症引发的细胞损伤起到了重要介导作用。然而,目前 $PM_{2.5}$ 的示踪问题仍未得到解决,其在生物体中的实际传输路径还存在不确定性。在此背景下，$PM_{2.5}$ 是如何引发心血管系统损伤以及该过程与呼吸系统损伤是否存在直接的关联仍是一个有待深入阐释的重要科学问题。

二、大气颗粒物对人类健康的危害

1. 大气颗粒物的概念及分类

大气颗粒物（atmospheric particulate matter）是指存在于大气中的各种固态和液态颗粒状物质的总称。各种颗粒状物质均匀地分散在空气中构成一个相对稳定的庞大的悬浮体系，因此大气颗粒物也称为大气气溶胶（atmospheric aerosol）。

大气颗粒物可根据其空气动力学直径大小分为三类：总悬浮颗粒物（total suspended particulate，TSP）、可吸入颗粒物（inhalable particle）、细颗粒物（fine particle）。其中，总悬浮颗粒物是指空气动力学直径 $\leqslant 100\ \mu m$ 的颗粒物；可吸入颗粒物是指空气动力学直径 $\leqslant 10\ \mu m$ 的颗粒物；细颗粒物是指空气动力学直径 $\leqslant 2.5\ \mu m$ 的颗粒物。此外，也有学者将空气动力学直径 $\leqslant 0.1\ \mu m$ 的颗粒物称为超细颗粒（$PM_{0.1}$）。值得注意的是，空气动力学直径与通常所讲的直径不同，它是指粒子在空气中具有相同沉降速度的单位密度（$1\ g/cm^3$）时的球形粒子直径，与粒子的几何学大小、形状和密度无关。

2. 大气颗粒物对人类健康危害

20 世纪中期，英国发生了骇人听闻的环境公害事件——伦敦烟雾事件，当月造成四千余人死亡。事件发生时，工业废气及居民取暖产生的生活废弃积聚在大气中无法扩散，当地居民出现胸闷、窒息等严重的身体反应，显著增加了各类系统疾病的发生率和死亡率。大气污染颗粒物对人类健康产生的不良影响不容忽视。

随着各国政府的关注和协作，全球空气质量得到显著改善。但是，值得注意的是，全球不同地区依然时有突发性或局部性的中度污染及重度污染，其首要污染物 $PM_{2.5}$ 对机体造成了不同程度的不可逆损伤。

人类健康受到大气污染的直接威胁，首当其冲的是呼吸系统。细颗粒物是其中的主要影响因素之一，它能够深入到呼吸道，引发多种呼吸系统疾病，包括哮喘和慢性阻塞性肺病。大气污染颗粒物暴露与心血管疾病（如心脏病、中风等）的关联性也备受关注。有害气体和颗粒物可能通过促进炎症反应和影响心血管系统的功能，导致这些严重疾病的发生。大气污染对免疫系统也有损害，使人体更容易受到感染，增加患上各类疾病的风险。长期接触某些大气污染物与重大疾病的关联性也是一个重要问题，尤其是与工业排放和车辆尾气中的有害物质相关的重大疾病，其中包括肺癌、心脏病和卒中等，长期以来人们都在采取切实有效的措施以缓解这一健康危机。

综合而言，大气污染对人类健康的影响是多方面而深刻的，涉及了呼吸系统、心血管系统、免疫系统等多个方面且与各类疾病发生密切相关。因此，为了保护人体健康，各国政府均已采取有力措施，有效控制大气污染源的排放。

三、大气 PM$_{2.5}$ 及其对健康的影响

1. PM$_{2.5}$ 的主要成分及来源

PM$_{2.5}$ 是雾霾的首要污染物，其粒径小、携带成分复杂，包括多环芳烃、水溶性无机离子、金属元素、有机碳和无机碳等。其中，SO$_4^{2-}$、NO$_3^-$、NH$_4^+$ 等无机离子是大气能见度降低的罪魁祸首，而有机物中的主要成分（如多环芳烃等）是引发毒理反应的重要因素。交通尾气、工业排放、农业活动和自然资源等都可能是 PM$_{2.5}$ 的来源。

由于其微小的体表面积和复杂的化学成分，PM$_{2.5}$ 可以在空气中停留相当长的一段时间，传播距离也很远。此外，它们能够通过呼吸屏障，进一步将富集到的有毒有害物质带入人体，对呼吸系统造成损伤，严重时甚至引发系统性损伤。

2. 长期、短期 PM$_{2.5}$ 暴露与呼吸系统和心血管系统疾病

大量流行病学研究显示，急性/短期、慢性/长期 PM$_{2.5}$ 暴露均与呼吸系统及心血管系统不良健康事件的发病率和死亡率之间存在关联。据世界卫生组织发布的评估报告显示，2016 年，全球约有 420 万人死于室外 PM$_{2.5}$ 暴露相关的慢性呼吸系统疾病、急性/慢性心血管系统疾病。

（1）长期暴露于 PM$_{2.5}$ 的不良影响

大样本前瞻性调查研究表明，长期暴露于 PM$_{2.5}$ 会显著增加呼吸系统和心血管系统疾病的发生率和死亡率。PM$_{2.5}$ 会加速呼吸系统疾病的进展。如前所述，PM$_{2.5}$ 粒径小，能携带致病菌等有毒有害物

质,其随着人的呼吸运动到达细支气管末端并在肺泡中沉降,对呼吸系统造成原发性、继发性损伤。人口队列研究结果表明,长期暴露于$PM_{2.5}$会显著性降低肺活量,加剧健康人群的肺功能衰退,对呼吸系统造成原发性损伤。动物水平体外研究证实,暴露于$PM_{2.5}$会增加细胞氧化应激,引起细胞毒性,直接造成支气管上皮细胞和肺泡上皮细胞凋亡。除了直接造成呼吸系统损伤、提高哮喘等呼吸系统疾病的发病风险外,暴露于$PM_{2.5}$亦会加重慢性阻塞性肺病、哮喘等相关疾病的进程,对肺脏造成继发性损伤。流行病学调查显示,随着细颗粒物浓度的增加,患有呼吸系统疾病(如慢性阻塞性肺病、哮喘等)病人的住院率和死亡率明显升高。此外,现已发现$PM_{2.5}$中的重金属元素能引起少儿血样中重金属含量升高,或与哮喘的发生有关。以上事实表明,$PM_{2.5}$不仅会对呼吸系统造成原发性损伤,亦会使呼吸系统疾病恶化,增加呼吸系统疾病的发生率和死亡率。

$PM_{2.5}$会增加心血管系统疾病的发病风险和死亡风险。研究显示,暴露于$PM_{2.5}$会显著增加心血管系统疾病(如高血压、中风、冠心病和心力衰竭等)的发生率和死亡率,其已成为诱导心血管系统疾病的重要危险因素。大量流行病学调查发现,$PM_{2.5}$浓度与心血管系统疾病的发病率和死亡率呈正相关。例如,最新的流行病学调查分析了美国退休人员暴露于$PM_{2.5}$与其心血管系统疾病发病风险之间的关系,研究发现,$PM_{2.5}$浓度的升高显著增加了美国退休人群心血管系统疾病的死亡率:$PM_{2.5}$浓度每增加$10 \mu g/m^3$,缺血性心脏病的死亡率便增加16%,中风的死亡率便增加14%。大型人群队列研究也发现,$PM_{2.5}$浓度每增加$10 \mu g/m^3$,心血管系统疾病的死亡率就增加15%。在一项欧洲空气污染效应多中心联合研究中,通过研究长期暴露于空气污染物与所有心血管疾病死亡率之间的关系发现,$PM_{2.5}$ 浓度每增加 5 $\mu g/m^3$,死亡率就增加 1.21 倍。与欧美国家的研究结果一致,2015 年在线发表的一项研究表明,2007 年悉尼的死亡人口中与 $PM_{2.5}$ 相关的达 2.1%,而 $PM_{2.5}$ 浓度降低 10%,将明显减少心血管疾病人的住院次数。而在改善空气质量的干预研究中发现,降低 $PM_{2.5}$ 的浓度能使心血管系统疾病的死亡率下降 5.7%。

（2）短期 $PM_{2.5}$ 暴露的严重危害

除了长期暴露于 $PM_{2.5}$ 能对呼吸系统和心血管系统造成损伤,越来越多的国内外学者关注并研究短期/急性 $PM_{2.5}$ 暴露对呼吸系统和心血管疾病的影响。例如,医学权威杂志《美国医学会杂志》(*JAMA*) 曾报道,短期暴露于 $PM_{2.5}$ 显著增加了所有相关疾病,尤其是心力衰竭的住院率。来自哈佛医学院团队、清华大学共同参与,发表在《英国医学杂志》(*BMJ*)的一项研究全面回顾了短期 $PM_{2.5}$ 暴露与 214 组疾病住院负担的关联,研究表明,短期暴露中 $PM_{2.5}$ 浓度每增加 1 $\mu g/m^3$,相关疾病的每年住院的人数就增加 5 692 例,住院天数增加 32 314 天,死亡病例增加 634 例,相当于每年增加 1 亿美元的住院医疗费用,因病情而损失 65 亿美元的经济价值。2019 年《新英格兰医学杂志》(*NEJM*)在线发表了我国复旦大学的最新研究成果,该项目中的研究团队组织了多国多城市研究平台进行了一项全球范围内 652 个城市的大气颗粒物污染与居民死亡关系的时间序列研究和 Meta 分析,研究结果显示,$PM_{2.5}$ 短期暴露可显著增加居民的死亡风险;短期内 $PM_{2.5}$ 浓度的增加,与总死亡率、心血管死亡和呼吸道疾病死亡之间存在统计学的显著相关性。此外,《中国心血管病报告 2018》统计显示,$PM_{2.5}$ 浓度与心血管疾病的发病和死亡呈正相关;日

平均 $PM_{2.5}$ 浓度每增加 $10\ \mu g/m^3$，当日的缺血性心脏病发病风险就增加 0.27%。总之，长期和急性 $PM_{2.5}$ 暴露均会增加呼吸系统和心血管系统的患病风险和死亡风险，其中短期暴露于 $PM_{2.5}$ 对中国人口健康具有重大影响，特别是急性心血管死亡风险，其随 $PM_{2.5}$ 浓度升高而显著增加。

3. $PM_{2.5}$ 暴露与慢性肾脏病

新的流行病学证据表明，环境空气污染物暴露与慢性肾脏病（CKD）的发生、发展以及慢性肾脏病相关的死亡风险增加有关。即使是较低浓度的大气 $PM_{2.5}$ 暴露，能够引起肾小球滤过率较低甚至肾小球滤过率快速下降。据估计，由 $PM_{2.5}$ 暴露造成的全球慢性肾脏病负担较为严重，每年约 695 万例慢性肾脏病病例与其关联。地中海东部和东南亚地区的中低收入国家的空气污染水平居高不下，因此面临更重的相关疾病负担。

4. $PM_{2.5}$ 暴露与癌症

除了对呼吸系统和心血管系统的直接影响，$PM_{2.5}$ 还与癌症的风险增加有关。根据流行病学和动物研究以及机理研究的证据，国际癌症研究机构将室外空气污染归类为人类致癌物。基于 $PM_{2.5}$ 与肺癌相关的证据，世卫组织已将柴油发动机废气列为致癌物。过度暴露于柴油发动机废气或交通污染相关的 $PM_{2.5}$ 也与实验动物的良性和恶性肺部肿瘤、结肠癌、直肠癌和胃癌有关。此外，$PM_{2.5}$ 还可能与膀胱癌的发生和死亡相关。一项国际研究发现，多环芳烃和柴油发动机废气的暴露与长期居住在工业污染地区的人群膀胱癌患病率之间存在联系。美国癌症协会的前瞻性癌症预防研究 II 对 623 048 名个体进行了为期 22 年(1982 年至 2004 年)的监测,发现 $PM_{2.5}$ 与肾癌和膀胱癌的死亡风险增加有关。值得注意的是,生殖学家也关注到 $PM_{2.5}$ 对胎儿和儿童的影响。研究发现,在怀孕期间和儿童早期接触汽车尾气中的颗粒物成分,与儿童罹患白血病风险增加有关。产前 $PM_{2.5}$ 暴露可能会增加儿童罹患白血病和星形细胞瘤的概率。

2023 年一项发表在 *Nature* 上的研究显示,环境污染物暴露能够引发基因突变,首次证实了空气中的 $PM_{2.5}$ 暴露水平与上皮生长因子受体 *EGFR* 突变型肺癌的发病率成正相关关系。

5. $PM_{2.5}$ 暴露与神经系统疾病

研究发现空气污染物暴露会导致中枢神经系统紊乱,包括认知能力下降、嗅觉问题、听觉障碍等。部分研究表明,大气污染物暴露与神经退行性疾病有关。其中,$PM_{2.5}$ 特别引起人们的关注,因为它可以通过不同途径进入神经系统进而引起病理性变化,一是通过鼻吸气到达嗅球;二是通过肺部屏障,$PM_{2.5}$ 的可溶性成分进入血液循环并进一步传播到大脑及其他器官。先前研究表明,高浓度的 $PM_{2.5}$ 暴露能够显著引起人的认知能力下降、嗅觉问题、听觉障碍、抑郁等病理性变化。此外,$PM_{2.5}$ 暴露可能对神经系统的发育产生干扰。墨西哥城的一项研究显示,暴露于高浓度的空气污染物之中,儿童大脑中的神经炎症标志物显著增加。并且,儿童早期暴露于汽车尾气相关的污染物,可能与其认知障碍和多动症发生的风险增加有关。

综上所述,大气 $PM_{2.5}$ 暴露能够对人体健康产生深远的影响,其危害不容小觑。$PM_{2.5}$ 的理化性质使其相对容易穿透生物学屏障,深人人体内部,对呼吸系统、心血管系统以及神经系统造成不可逆的损伤。因此,采取有效的空气质量管理和减排措施,对于降低 $PM_{2.5}$ 浓度、改善空气质量、保护公众健康至关重要。

四、$PM_{2.5}$ 损伤呼吸系统和心血管系统的生物学机制

1. $PM_{2.5}$ 造成呼吸系统损伤的机制

氧化应激和炎症反应是 $PM_{2.5}$ 引发呼吸系统损伤的重要原因,涉及多条信号通路。

通过人的呼吸运动,$PM_{2.5}$ 穿过呼吸道和肺部并沉积在气道表面和肺泡中,引发氧化应激、细胞功能障碍,甚至触发细胞凋亡。在此过程中,$PM_{2.5}$ 能够激活炎症相关的信号通路,促进炎症因子的释放。例如,$PM_{2.5}$ 能导致支气管肺泡灌洗液中 Th2 细胞因子(如白介素 IL-4、IL-5 和 IL-13 等)水平升高,引起 IL-8、组胺和白三烯的表达增加,并促使嗜酸性粒细胞浸润,从而引发气道高反应性。此外,$PM_{2.5}$ 能够促进 IL-33 的释放,上调人支气管上皮细胞中 IL-6 和 IL-1β 的表达,通过调节脂质介质和鞘氨醇-1-磷酸酯的水平诱导肺损伤。NF-κB 家族中的 p65 成员在 $PM_{2.5}$ 诱导的气道炎症中也扮演着重要角色。研究表明,支气管组织中的组蛋白去乙酰化酶 SIRT 2 能够调节 p65 的乙酰化和磷酸化修饰,从而通过非经典途径调控 NF-κB 信号通路的活性。具体机制为:$PM_{2.5}$ 显著抑制支气管中 SIRT 2 的表达和活性,促进了 p65 的乙酰化和磷酸化,导致 NF-κB 信号通路的激活,并引发炎症因子 IL-4、IL-5、IL-6 和 TNF-α

等的释放,最终导致呼吸道炎症的发生。

此外,PM$_{2.5}$还能够激活 PI3K/Akt、Nrf2‐keap1‐ARE、JAK/STAT 和 MAPK 信号通路,诱导氧化应激和细胞死亡。这一过程涉及活性氧自由基及其调控酶(Nrf2)的变化,与一氧化氮合酶和一氧化氮(NO)的生成有关。

近年来,越来越多的学者开始关注 PM$_{2.5}$暴露对免疫细胞表型转换的调控。研究发现,PM$_{2.5}$能够诱导 M1 和 M2 巨噬细胞极化,从而对免疫系统发起攻击,破坏 Th1/Th2 的免疫平衡。研究表明,PM$_{2.5}$还能够影响 Treg 细胞分化并促进 Th17 细胞分化,导致免疫系统失衡。

综上所述,PM$_{2.5}$通过多种途径促进炎症因子的释放、活性氧自由基的增加,进而引发呼吸道炎症,导致肺功能下降,引起或加剧呼吸系统损伤。

2. PM$_{2.5}$引发心血管疾病的潜在分子机制

PM$_{2.5}$暴露引发的心血管系统损伤是否与呼吸系统损伤有关?这一问题尚缺少相关证据,在此首先讨论心脏功能紊乱与肺损伤之间的关联。

肺脏和心脏之间的相互作用具有生物学基础。心脏功能与肺功能存在依赖关系,主要体现在:气体交换水平上的作用,即它们相互连接在一起进行通气、扩散、负载、携带运输氧气,以及清除二氧化碳;反射和体液的相互联系,即肺通过神经和化学介质调节心血管功能的反射机制;心脏和肺之间的机械相互作用,即肺可通过施加于两个系统表面的机械力来影响心血管功能。

在心脏功能与肺损伤相关的病理学研究方面,越来越多流行病学与实验研究表明,心功能紊乱与肺损伤之间存在直接关联,较轻程度的肺部疾病或亚临床肺功能障碍即可影响心血管功能,引发心血管疾病。其中,亚临床肺功能障碍与高血压、动脉粥样硬化等心血管疾病的发生和发展紧密相关;肺部疾病与心衰、心肌梗死和心律失常等心血管疾病的发病风险升高有关。既往研究发现,呼吸道暴露于香烟烟雾、污染物等会引起心功能失常。$PM_{2.5}$暴露引起肺损伤之后或许能够进一步诱发心功能紊乱。肺部疾病可引起血氧不足、高碳酸血和酸中毒、改变胸膜腔内压和肺容积等,进一步影响心血管系统。以上事实提示,心功能失常与肺损伤之间存在紧密的相关性,$PM_{2.5}$暴露引发心血管系统损伤的生物学机制可能为:

（1）$PM_{2.5}$刺激肺部释放炎症因子进入血液循环介导损伤

如前所述,$PM_{2.5}$易富集大气中的重金属、有机物等有毒物质,随人体呼吸运动到达肺泡并在肺泡中沉积,与肺泡上皮细胞、巨噬细胞发生作用。一方面,$PM_{2.5}$直接作用于肺泡上皮细胞,引起氧化应激,活化NF-κB通路,促进炎性因子TNFα、MIP-1α、IL-6等的分泌;另一方面,过量的$PM_{2.5}$抑制巨噬细胞的功能,促进NLRP3炎症小体的活化,引起IL-1β表达上调和分泌增加。以上炎症因子能和其他产物（如C反应蛋白等）进入血液循环系统,引发系统性炎症,间接对心血管系统造成损伤。该机制通常在长期、慢性$PM_{2.5}$暴露过程中发挥重要作用。

（2）$PM_{2.5}$中的可溶性成分可透过气血屏障,直接进入血液循环系统

$PM_{2.5}$中的一部分可溶性多环芳烃等可直接透过气血屏障,进入

血液循环后直接作用于血管内皮细胞,增加自由基产生和 IL-8 等炎症因子释放,引起血管内皮细胞凋亡;抑制表皮生长因子(EGF)和血小板源生长因子(PDGF),增加动脉粥样硬化、急性冠状动脉疾病发生的风险。虽然实验发现 $PM_{2.5}$ 能引起血管内皮细胞凋亡,但由于目前 $PM_{2.5}$ 的示踪问题尚未解决,缺少相关证据证实 $PM_{2.5}$ 能够直接在血管中沉积,因而上述机制并未能全面回答 $PM_{2.5}$ 引发心血管损伤的机理,$PM_{2.5}$ 引发心肌损伤和心功能失常的分子机制有待进一步研究。

(3)$PM_{2.5}$ 可通过神经内分泌系统影响心血管健康

$PM_{2.5}$ 暴露可以对心脏自主神经产生影响,激活人体下丘脑-垂体-肾上腺轴和交感神经-肾上腺-髓轴,引起血清中应激激素(如肾上腺素、皮质醇等)水平增加,且伴有脂质过氧化等病理性变化,进而引起氧化应激、血压升高等一系列反应,损害心血管健康。

(4)细胞外囊泡介导的细胞与细胞间通讯或为 $PM_{2.5}$ 产生毒害的新机制

近年来,细胞外囊泡(extracellular vesicle,EV)因具有相对较小的分子结构、天然分子转运特性及良好的生物相容性而受到广泛关注。细胞外囊泡可通过传递功能活性物质(如蛋白质、RNA 等)介导细胞与细胞间的信息交流,参与许多生理及病理学过程。近期一项关于肥胖的研究发现,颗粒物引起的代谢紊乱与细胞外囊泡释放有关;细胞外囊泡或可通过其携载的 miRNA,在颗粒物暴露后引起的代谢紊乱中发挥重要的调节作用。

综上所述,大气 $PM_{2.5}$ 暴露引发的心血管系统损伤及心血管疾病是多原因、多途径综合作用的结果,其主要通过氧化应激、促炎症反应、自主神经系统紊乱等途径影响心血管系统。最近的研究成果显示，细胞外囊泡介导的细胞与细胞间通讯在颗粒物诱导组织损伤中扮演重要角色，是影响心血管疾病进程的重要途径。

  大气颗粒物可根据其空气动力学直径大小分为总悬浮颗粒物、可吸入颗粒物、细颗粒物。

  $PM_{2.5}$ 是雾霾形成的首要污染物，其粒径小、携带成分复杂，包括多环芳烃、水溶性无机离子、金属元素、有机碳和无机碳等。例如，SO_4^{2-}、NO_3^-、NH_4^+ 等无机离子以及多环芳烃等。交通尾气、工业排放、农业活动和自然来源资源等都可能是大气 $PM_{2.5}$ 的来源。

  即使是低剂量的 $PM_{2.5}$ 也能够引发呼吸系统损伤、心血管系统损伤乃至系统性损伤。最新的研究显示，$PM_{2.5}$ 暴露与 EGFR 突变型肺癌的发病率成正相关关系。

  大气 $PM_{2.5}$ 暴露能够通过氧化应激、促炎症反应、自主神经系统紊乱等途径影响心血管系统。细胞外囊泡介导的细胞与细胞间通讯在颗粒物诱导组织损伤中扮演重要角色，是 $PM_{2.5}$ 影响心血管疾病进程的重要途径之一。

思考与练习

1. 大气颗粒物如何分类？
2. 简述 $PM_{2.5}$ 的主要成分及来源。
3. $PM_{2.5}$ 暴露会对呼吸系统产生哪些不良影响？

4. 长期暴露于 $PM_{2.5}$ 环境中可能引起哪些心血管疾病？

5. $PM_{2.5}$ 与哪些疾病相关？它是如何影响疾病进展的？

6. 什么是氧化应激？$PM_{2.5}$ 是如何引起呼吸系统氧化应激的？

7. $PM_{2.5}$ 暴露引发心血管损伤的生物学机制有哪些？

本章参考文献

［1］ A J Cohen，M Brauer，R Burnett，et al. Estimates and 25-year trends of the global burden of disease attributable to ambient air pollution：an analysis of data from the Global Burden of Diseases Study 2015. *Lancet*. 2017，389(10082)：1907‒1918.

［2］ C A Pope，A Bhatnagar，J P Mccracken，et al. Exposure to Fine Particulate Air Pollution Is Associated With Endothelial Injury and Systemic Inflammation. *Circulation Research*. 2016，119(11)：1204‒1214.

［3］ C K Ward-Caviness，M Danesh Yazdi，J Moyer，et al. Long-Term Exposure to Particulate Air Pollution Is Associated With 30-Day Readmissions and Hospital Visits Among Patients With Heart Failure. *Journal of the American Heart Association*. 2021，10(10)：e019430.

［4］ C Li，M S Hammer，B Zheng，et al. Accelerated reduction of air pollutants in China，2017-2020. *The Science of the Total Environment*. 2022，803：150011.

［5］ C Liu，R Chen，F Sera，et al. Ambient Particulate Air Pollution and Daily Mortality in 652 Cities. *The New England Journal of Medicine*. 2019，381(8)：705‒715.

［6］ É Lavigne，M A Bélair，M T Do，et al. Maternal exposure to ambient air pollution and risk of early childhood cancers：A population-based study in Ontario，Canada. *Environment International*. 2017，100：139‒147.

［7］ F Liang，F Liu，K Huang，et al. Long-Term Exposure to Fine Particulate Matter and Cardiovascular Disease in China. *Journal of the American College of Cardiology*. 2020，75(7)：707‒717.

［8］ G Castaño-Vinyals，K P Cantor，N Malats，et al. Air pollution and risk of urinary bladder cancer in a case-control study in Spain. *Occupational and Environmental Medicine*. 2008，65(1)：56‒60.

［9］ H Chen，Y Xu，A Rappold，et al. Effects of ambient ozone exposure on circulating extracellular vehicle microRNA levels in coronary artery disease patients. *Journal of Toxicology and Environmental Health. Part A*. 2020，83 (9)：351 - 362.

[10]　H Chiu，S Tsai，P Chen，et al. Traffic air pollution and risk of death from gastric cancer in Taiwan：Petrol station density as an indicator of air pollutant exposure. *Journal of Toxicology and Environmental Health - Part A：Current Issues*. 2011，74(18)：1215 - 1224.

[11]　H Fu，X Liu，W Li，et al. PM2.5 Exposure Induces Inflammatory Response in Macrophages via the TLR4/COX-2/NF-κB Pathway. *Inflammation*. 2020，43 (5)：1948 - 1958.

[12]　H Hasslöf，P Molnár，E M Andersson，et al. Long-term exposure to air pollution and atherosclerosis in the carotid arteries in the Malmö diet and cancer cohort. *Environmental Research*. 2020，191：110095.

[13]　H Jia，Y Liu，D Guo，et al. PM2.5-induced pulmonary inflammation via activating of the NLRP3/caspase-1 signaling pathway. *Environmental Toxicology*. 2021，36(3)：298 - 307.

[14]　H Wang，R Maimaitiaili，J Yao，et al. Percutaneous Intracoronary Delivery of Plasma Extracellular Vesicles Protects the Myocardium Against Ischemia-Reperfusion Injury in Canis. *Hypertension*. 2021，78(5)：1541 - 1554.

[15]　H Wang，Y Xie，A M Salvador，et al. Exosomes：Multifaceted Messengers in Atherosclerosis. *Current Atherosclerosis Reports*. 2020，22(10)：57.

[16]　L G Costa，T B Cole，K Dao，et al. Effects of air pollution on the nervous system and its possible role in neurodevelopmental and neurodegenerative disorders. *Pharmacology & Therapeutics*. 2020，210：18.

[17]　L Gao，J X Qin，J Q Shi，et al. Fine particulate matter exposure aggravates ischemic injury via NLRP3 inflammasome activation and pyroptosis. *CNS Neuroscience & Therapeutics*. 2022，28(7)：1045 - 1058.

[18]　L Pang，P Yu，X Liu，et al. Fine particulate matter induces airway inflammation by disturbing the balance between Th1/Th2 and regulation of GATA3 and Runx3 expression in BALB/c mice. *Molecular Medicine Reports*. 2021，23(5)：1791 - 2997.

[19]　L Song，D Li，X Li，et al. Exposure to $PM_{2.5}$ induces aberrant activation of NF-κB in human airway epithelial cells by downregulating miR-331 expression. *Environmental Toxicology and Pharmacology*. 2017，50：192 - 199.

[20]　L Yang，Y Zhang，W Qi，et al. Adverse effects of PM2.5 on cardiovascular

diseases. *Reviews On Environmental Health*. 2022，37(1)：71－80.

[21] Hill W，et al. Lung adenocarcinoma promotion by air pollutants. Nature. 2023；616(7955)：159－167.

[22] L Zou，Q Zong，W Fu，et al. Long-Term Exposure to Ambient Air Pollution and Myocardial Infarction：A Systematic Review and Meta-Analysis. *Frontiers In Medicine*. 2021，8：616355.

[23] M C Turner，D Krewski，W R Diver，et al. Ambient Air Pollution and Cancer Mortality in the Cancer Prevention Study II. *Environmental Health Perspectives*. 2017，125(8)：10.

[24] M Ishii，T Seki，K Kaikita，et al. Association of short-term exposure to air pollution with myocardial infarction with and without obstructive coronary artery disease. *European Journal of Preventive Cardiology*. 2021，28(13)：1435－1444.

[25] M Liu，Z Shi，Y Yin，et al. Particulate matter 2. 5 triggers airway inflammation and bronchial hyperresponsiveness in mice by activating the SIRT2-p65 pathway. *Frontiers of Medicine*. 2021，15(5)：750－766.

[26] M Pardo，X Qiu，R Zimmermann，et al. Particulate Matter Toxicity Is Nrf2 and Mitochondria Dependent：The Roles of Metals and Polycyclic Aromatic Hydrocarbons. *Chemical Research In Toxicology*. 2020，33(5)：1110－1120.

[27] Q L Zhou，Y Z Bai，J Gao，et al. Human Serum-derived Extracellular Vesicles Protect A549 from PM 2.5-induced Cell Apoptosis. *Biomedical and Environmental Sciences*. 2021，34(1)：40－49.

[28] Q Wang，S Liu. The Effects and Pathogenesis of $PM_{2.5}$ and Its Components on Chronic Obstructive Pulmonary Disease. *International Journal of Chronic Obstructive Pulmonary Disease*. 2023，18：493－506.

[29] Q Zhang，X Meng，S Shi，et al. Overview of particulate air pollution and human health in China：Evidence，challenges，and opportunities. *Innovation*. 2022，3(6)：100312.

[30] R B Hayes，C Lim，Y Zhang，et al. $PM_{2.5}$ air pollution and cause-specific cardiovascular disease mortality. *International Journal of Epidemiology*. 2020，49(1)：25－35.

[31] R Li，L Zhao，J Tong，et al. Fine Particulate Matter and Sulfur Dioxide Coexposures Induce Rat Lung Pathological Injury and Inflammatory Responses Via TLR4/p38/NF-κB Pathway. *International Journal of Toxicology*. 2017，36(2)：165－173.

[32] S Saleh, W Shepherd, C Jewell, et al. Air pollution interventions and respiratory health: a systematic review. *The International Journal of Tuberculosis and Lung Disease: the Official Journal of the International Union Against Tuberculosis and Lung Disease*. 2020, 24(2): 150 – 164.

[33] S Wang, F Wang, L Yang, et al. Effects of coal-fired $PM_{2.5}$ on the expression levels of atherosclerosis-related proteins and the phosphorylation level of MAPK in ApoE-/- mice. *BMC Pharmacology & Toxicology*. 2020, 21(1): 34.

[34] W Xie, J You, C Zhi, et al. The toxicity of ambient fine particulate matter ($PM_{2.5}$) to vascular endothelial cells. *Journal of Applied Toxicology: JAT*. 2021, 41(5): 713 – 723.

[35] Y Jiang, Y Zhao, Q Wang, et al. Fine particulate matter exposure promotes M2 macrophage polarization through inhibiting histone deacetylase 2 in the pathogenesis of chronic obstructive pulmonary disease. *Annals of Translational Medicine*. 2020, 8(20): 1303.

[36] Y Tian, H Liu, Y Wu, et al. Association between ambient fine particulate pollution and hospital admissions for cause specific cardiovascular disease: time series study in 184 major Chinese cities. *BMJ*. 2019, 367: l6572.

[37] Y Wang, Y Zhong, K Sun, et al. Identification of exosome miRNAs in bronchial epithelial cells after PM2.5 chronic exposure. *Ecotoxicology and Environmental Safety*. 2021, 215: 112127.